高等医药院校教材

病理生理学实验教程

第 2 版

主　编　柳君泽　倪　兵

副主编　邓　芳　廖卫公

编　者　（按姓氏汉语拼音排序）

　　　　陈　建　陈德伟　高志奇　何文娟

　　　　谭　燕　谭小玲　唐中伟　徐　刚

　　　　殷　骏　张梦洁　赵　力

秘　书　唐中伟

第四军医大学出版社·西安

图书在版编目（CIP）数据

病理生理学实验教程 / 柳君泽，倪兵主编 . —2 版
. —西安：第四军医大学出版社，2023.3
ISBN 978－7－5662－0972－6

Ⅰ.①病… Ⅱ.①柳… ②倪… Ⅲ.①病理生理学-
实验-教材 Ⅳ.①R363－33

中国国家版本馆 CIP 数据核字（2023）第 037010 号

BINGLI SHENGLIXUE SHIYAN JIAOCHENG

病理生理学实验教程

出版人：朱德强 责任编辑：土丽艳 汪 英

出版发行：第四军医大学出版社
  地址：西安市长乐西路 17 号 邮编：710032
  电话：029－84776765 传真：029－84776764
  网址：https：//www.fmmu.edu.cn/press/

制版：西安聚创图文设计有限责任公司
印刷：陕西天意印务有限责任公司
版次：2006 年 11 月第 1 版
  2023 年 3 月第 2 版 2023 年 3 月第 2 版第 1 次印刷
开本：787×1092 1/16 印张：11.5 字数：230 千字
书号：ISBN 978－7－5662－0972－6
定价：32.00 元

2版 前言

  《病理生理学实验教程》自 2006 年出版以来,已在陆军军医大学临床、预防、检验、药学、护理等各专业的病理生理学教学过程中使用十余年,以其很好的适用性和实用性,得到学生和广大带教老师的喜爱和好评,同时也得到教务管理部门的充分肯定,为我国医学人才的培养做出了重要贡献。近年来,随着教育思想和教学理念的革新以及医学新技术和新设备的发展,教学改革进一步深入,作为病理生理学"金课"建设的重要组成部分,实验教学改革在体现培养学生能力和素质方面显得更加重要,在注重基本理论、基本知识、基本技能("三基")的基础上,更加突出创新思维和能力的培养,凸显科研能力和高素质医学人才的培养。鉴于此,有必要对原教材做进一步适应性的更新和完善,体现与时俱进。

  此次再版,以人才培养方案和课程标准为依据,在必要的基本内容和整体框架保持不变的情况下,更新了部分内容,其中第一至第三章更新了部分仪器设备、检测方法和图表、照片;第四章常用实验动物模型与制作方法方面,更加突出综合性实验,从基础生理指标的检测,到模型复制、病理生理指标的演变,再到治疗(抢救)全过程的监控,同时对一些实验增加多个不同的复制方法,凸显设计性实验,体现不同的设计思路和创新思维;第五章更新了部分临床病例;第六章在进一步逻辑优化和内容调整的基础上,增加了常用科研软件使用方法的介绍,注重对学生科研能力的培养;附录部分参考近年来的文献,总结和更新了常用医学实验动物的部分生理数据。

  本书适用于高等医药院校八年制、五年制和四年制各专业学生的病理生理学实验教学,也适用于医学机能实验课的教学,也可作为本科生参加全国医学实验机能竞赛的培训教材,对研究生、青年教师和广大医学科研工作者均具有一定参考价值。

  欢迎广大师生在使用过程中提出宝贵意见。

编　者
2023 年 2 月

1版 前言

病理生理学是基础医学主干课程,是研究疾病发生发展规律及其机制的学科,是联系基础医学与临床医学的桥梁学科。学科的这种特性决定了:①病理生理学是通过临床病人的表面现象探讨其内在规律,即透过现象看本质,因此具有很强的探索性;②病理生理学是理论性很强的学科,同时又紧密结合临床实际,因而是理论与实践紧密结合的学科。病理生理学的理论主要来自动物实验、临床观察和流行病学调查,其中动物实验是主要的研究手段。由于受条件的限制,有关人类疾病的大部分实验研究不能在人体进行,为此在动物身上复制人类疾病的模型,可以按照人为要求控制实验条件,从而对疾病的功能与代谢变化进行深入的动态观察,同时还可以对动物疾病进行实验性治疗,探索疗效及机制。病理生理学实验课就是应此要求而开设的,旨在培养学生基本的科学研究方法和实验技能,提高综合分析问题和解决问题的能力。

随着医学教育改革的深入,目前全国各医科院校对病理生理学实验课的教学都进行了不断的探索。归纳起来主要有三种模式:①将实验课内容与生理、药理等(有些还包括实验动物学)实验课内容合并为医学实验机能学,并建立独立的教学编制和机构;②成立机能实验中心,由机能实验中心负责教学的组织与安排,分段进行(生理、病理生理、药理等)实验课,代课老师由各教研室安排;③成立机能实验中心,专门管理实验室仪器设备的日常维护和运转,实验室专管共用,教学的具体实施则由各教研室老师进行。我们经过了解兄弟院校教学模式的优缺点,结合我们多年的教学经验,采取第三种模式,这本教材就是为满足教学的需要而编撰的。

全书共包括六章内容,第一到第三章主要介绍病理生理学教学实验常用的基本实验操作技术和设备,以及常用生理机能指标的检测方法;第四章重点介绍教学中常用的实验动物模型的建立、指标检测与观察方法及其治疗,共包括 12 个实验;第五章列举了 18 个临床典型病例,供课堂讨论用;第六章介绍了医学科研的基本方法,教学与科研相结合,以期通过病理生理学教学实验课使学生初步了解医学科研的基本过程和原则,培养科研意识和科研思维;书后的附录列举了大量实验动物的正常生理指标、人类常用正常生理指标以及两者间的比较,可供教学过程中参考。

为培养学生综合分析问题和解决问题的能力,现今实验教学多强调探索性综合实验。其实病理生理学实验课是以动物为实验对象,研究人类疾病发生发展的机能和代谢动态改变规律的一门课程,从这个意义上讲,病理生理学的每个实验都是综合实验,每个实验的设计思想充分体现了科研设计的原则和要求。在模型复制前的正常对照指标就属于生理学的范畴,建立模型后及其以后的演变则是病理生理学内容,而治疗措施则属于药理学的范畴。另外,为便于学生对实验过程中各种指标变化的观察,本书对每个实验的结果部分直接采用表格的形式,不仅具有自明性,而且学生可以直接将观察的实验数据填入表内。参加本书编写的教员均长期工作在教学第一线,具有多年教学的经验,大多数具有博士和硕士学位,书中所列实验也是在长期的教学中反复摸索和改进的,具有实用性和针对性。

本书可作为全日制医学高等院校八、五、四年制临床、预防、检验、口腔、儿科、护理等专业的病理生理学实验教材,也可作为机能实验学(病理生理学部分)的教材,同时也可作为广大医学科研工作者的参考用书。

本书在编写过程中受到第三军医大学教务处、教保处的大力支持,在此表示感谢。本书编写过程中参考了罗德成主编的《病理生理学实验教程》中的部分内容,特此感谢。

由于我们水平有限,书中难免错漏,敬请广大师生在使用过程中给予批评指正。

编　者

2006 年 7 月

目　录

绪 论

一、如何才能学好病理生理学——写给新开课学员的一席话

每当新开一门课程时,由于不了解或不适应,往往有不少学员感到迷茫、困惑,在学习时不知所措。其实这些都是正常的,这说明你在学习上抱有认真态度和不苟精神。如何才能学好病理生理学(简称病生)呢?

1. 了解学科性质,做到心中有数

任何一门学科都有其自身固有的性质和特点,每门课程的第一堂课也都是对该门课程的介绍。正如病理生理学绪论中所讲到的,病理生理学是沟通临床医学与基础医学的桥梁课,重点是探讨疾病过程中的机能与代谢的改变,所关注的对象是患病体,研究的是机体各个系统、器官的功能改变和细胞的代谢改变,揭示疾病过程中的内在规律,阐明疾病的本质。也就是"透过现象看本质",从患者的症状、体征和各种检查所见的"表现",去深究引起这些"表现"的肉眼看不到的体内固有的规律性改变机制,就是对每一种现象都要问个"为什么是这样""是如何变成这样的",直接讲就是回答"why"和"how"的学问,因此病理生理学也是最讲"理"(机理)的科学。

了解了病生的学科性质,也就知道了这门课的特点,从而能够做到"心中有数,有的放矢"。

2. 学好生理、生化是学好病理生理的基础

医学的课程是一门接一门、一环扣一环的,每门课程有其自身的性质和特点,但同时又是相互联系的。既然病生研究的是患病体机能和代谢的改变,那首先我们就要知道正常机体的机能和代谢状况,即生理学和生化学的内容。只有认清了正常机体的机能和代谢,才能在此基础上进一步认识病理情况下的机能、代谢改变。比如,不了解正常肾脏的排泄、分泌、浓缩与稀释的机制,就无法了解肾衰竭的机制和由此引起的机体改变;不熟悉血液的凝固过程,就很难理解凝固障碍所导致的 DIC(弥漫性血管内凝血)。因此生理学和生化学是病生的专业基础。

要学好病生,必须首先学好生理学和生化学,且在病生课的学习过程中要随时复习前面所学过的相关课程的内容,这是学好病生的基础。同时,形态和机能又是相互联系的,机能与代谢的改变必然会引起形态结构上的改变,后者是前者的表现形式,也是结果。没

有肝硬化所引起的肝小叶结构上的紊乱,就不会出现门静脉高压。所以只有将病理解剖学与病理生理学结合起来分析问题,才能更好地促进对病生内容的理解。

3. 掌握各章的条理顺序,分清主次

病理生理学虽然研究的对象是患者,但并不是研究每一种疾病。临床上的疾病有成百上千种,每种疾病都有其本身的规律和特点,一门学科不可能包罗万象,研究每种疾病的发病规律,但各种疾病在引起机体的结构、功能和代谢改变方面又存在着一定的共性,即病理过程,病理生理学就是研究这些疾病过程中的共性的,比如发热。发热是多种疾病过程中常伴有的临床表现,伤寒、脑炎、肺炎、结核、败血症等各种各样的感染性疾病可有发热,严重创伤可伴随发热,许多恶性肿瘤也可伴随发热。病理生理学研究发热的机制、发热本身所引起的机体机能和代谢的变化等,而不是去研究每一种病。因此,病生的每一章就是一个病理过程。

通常病生各章对每个病理过程都是按照这样的顺序介绍的:①概述(含概念);②原因和分类;③发生机制(含代偿机制);④对机体的影响(或机体的机能与代谢改变);⑤防治原则。概述是对该病理过程的一般情况、认识历史的简单介绍,但主要要掌握的是概念(定义);原因和分类是要求熟悉的内容;发生机制、对机体的影响是重点内容,也是篇幅最大和课时最多的部分,是要求掌握的内容;防治原则一般不做要求,仅仅介绍原则,有时甚至不做介绍。只要理清了条理,分清了主次,明白哪些是要掌握的内容,哪些是要熟悉的内容,哪些是要了解的内容,就可以掌握科学的学习方法,对重点内容布重兵强力攻克,从而合理地分配时间和精力。

4. 动态思维、逻辑推理与理解基础上的记忆

以往不少同学认为病生不好学,其实是因为他们没有掌握病生的思维方法。前面讲过,病生研究的是病理过程中的机能和代谢改变,而机体的细胞、器官、系统的代谢与功能又无时无刻不在变化,不是静止不动的,我们通过肉眼或显微镜所见到的形态上的改变,则是某一时刻所捕捉到的"死"的表现,是"静止"的,只能代表一时的变化,不能反映整个过程。而研究功能、代谢则不然,它是一个动态的变化过程,往往都是由轻到重逐渐演变的,病生就是探讨这个变化过程的机制的。比如在休克一章里,讲到休克的发生机制时就是根据变化过程将休克分成三个期来分别阐述的;慢性肾衰竭的发生也是肾功能损伤逐渐加重、肾脏泌尿功能逐渐减弱直至丧失的过程。因此要树立动态的思维模式,不可教条。

病生其实很好学,因为它都是有道理可讲的,推理性很强,每一种变化的逻辑关系很严密,可以说得通,因此也就很好理解了。只要能理解,记忆就不是难事,因此学习病生只需在理解的基础上记忆,不需要死记硬背。除了一些基本概念、正常值(其实不属于病生)需要牢记外,其他内容只要记住提纲或要点,凭前面学过的专业知识,自己也能够推出其变化规律。

5.围绕讲义,善于总结,可以事半功倍

教材是学生学习的主要工具,也是老师讲课的主要依据。每门课程的教材都是由本专业的一些有造诣的专家根据教学大纲要求,结合自己多年教学经验和本学科研究进展编写出来的,具有高度系统性、概括性和通俗性,凝集了编者的心血。我们原则上只要求同学们掌握课本上的知识就够了,所以要紧紧围绕课本学习。建议同学们做到以下几点:上课前利用几分钟大概浏览一下这堂课要讲的内容,只看一下大、小标题就行,并不要求详细看;课堂上注意专心听,重在理解,弄懂就行,现在的老师基本上都用多媒体讲课,一般不好记笔记,但你们可以把老师的课件拷下来,也可以访问我们的网站;课后必须认认真真把老师讲过的内容仔仔细细看一遍,花的时间基本上要和上课的时间一样,当天的任务当天完成,决不拖到第二天;在讲后面的课程时,联系到前面讲过的内容时再回头复习有关内容,增加对大脑的刺激;临考前再从头复习一遍,基本上就能够掌握有关知识了。

在看书的过程中,要善于总结。课本上往往都是叙述性的内容,长篇大论,看起来可能令人头痛,但只要思考一下就能理出头绪来。往往一大段或一页有一个中心思想,总结出几个要点来,记住这几个要点就可以了。另外,病理过程的演变,对于动态过程,如果能用因果转换的箭头图表示,就可以把大段文字概括成一个流程图,这样既形象直观又便于记忆。对于任何一本教材,往往都有一个由薄到厚,再由厚到薄,最后再由薄到厚的过程,你每一次对于知识的掌握都是一次质的飞跃。

6.参考书、复习与模拟试题

在大学的基础学习阶段,掌握“三基”(基本概念、基本理论、基本技能)是根本,只有打好扎实的基础,一步一个脚印,将来才能在专业上有所发展,不要好高骛远,好“虚荣”。医学生的学习任务本来就重,一般我们不会再给学生增加额外负担,按大纲的要求掌握教材上的内容,这是老师的任务,也是对同学们的基本要求。对于课外参考书,可以做参考,但学习目的是为了帮助同学们对讲义内容予以理解。现在各种各样的专业书籍很多,内容都比较多,概括性相对差一些,因此不适合做教材。我们学习时,可以就某一个没弄懂的问题去查阅或者参考一些图(含流程图),但这样做仅仅是为了帮助我们对于课本内容的理解,不可本末倒置。

在系统学习的基础上,适当做一些模拟试题,可以加深记忆。现在国内病生的模拟考试题很多,同学们在复习的时候可以将这些试题作为参考,试着做一下,然后就相应的内容再翻看讲义,这样可以起到较好效果。但要注意不要沉溺其中,因为做题在脑子里留下的印象是零散的,毕竟无法做到对知识的系统掌握。此外,有些试题是几年前编的,或者是按以前的教材版本编的,有些题也不属于大课讲的内容,所以要有针对性地选择。

7. 重视实验课, 培养科研思维

病理生理学实验课教学都是围绕着理论课教学内容开展的, 其目的一方面是为了加深学员对理论课内容的理解和记忆, 另一方面是为了提高学员的实际操作和动手能力, 加强能力和素质培养, 但除此之外, 更重要的是培养科研的思维和科研意识。病理生理学实验都是一些综合性实验, 包括实验动物的正常生理指标的描记、疾病模型的复制、各指标随病理演变的记录和各治疗(或急救)方法及手段的效果观察等, 事实上也就是一个完整的科研课题的设计和实施过程, 同样带有一定的探索性。在模型复制和治疗手段上, 同学们可以发挥自己的想象, 在确保模型稳定的前提下, 以简便、经济、耗时短、记录完整为原则, 大胆提出和尝试创新性的方法, 培养科学的创新思维。

实验过程中需要团队协作, 全程参与, 多观察、勤动手、善思考, 随时注意动物各指标的变化(实际中并非完全如想象的那样), 并能给出科学合理的解释。

8. 关于专业词汇

每门课程都有记不完的专业词汇, 有些是花了很大工夫记了, 可用途又不大(指医学文献中出现的概率), 有些是前面记着后面又忘了, 收不到多大效果。但病生的专业英语词汇并不偏, 基本上都是一些常用的, 比如 edema(水肿)、shock(休克)、hypoxia(缺氧)、failure(衰竭)等, 很多词汇在前面的一些课程里曾经遇到过, 将来上临床课时还会遇到。同学们只要记住每一章的标题、一些重要的名词概念和常用的缩写的英文名称就可以了, 不需要花费过多的时间和精力。

最后, 每位教师有自己的讲课风格, 当然水平也不在一个层次上, 但每位教师的教学都有值得吸取的地方, 同学们要注意适应。

二、实验室规则及注意事项

1. 实验室规则

实验室是开展教学实验和科学研究的场所, 学生进入实验室必须严格遵守实验室各项规章制度、操作规程和安全注意事项。

(1)实验前必须认真预习, 掌握实验目的、原理、步骤、要求等, 写出预习报告, 方可进行实验。

(2)遵守学习纪律, 准时到达实验室, 因故缺席或早退应向上课教师请假。

(3)保持实验室整洁、安静, 遵守纪律, 服从教师和实验工作人员的指导。做实验要严肃认真, 仔细观察, 积极分析思考, 如实记录实验数据。

(4)保持实验室、实验台面干净整洁, 不必要的物品不得擅自带入实验室; 实验期间严禁吸烟、吃零食; 关闭手机或使其处于振动状态, 实验过程中严禁玩手机、接打电话, 不得进行与实验无关的一切活动。

（5）实验过程中注意人身安全和设备安全，要爱护仪器设备，遵守操作规程。仪器设备如发生故障，应立即停止使用，采取必要的安全措施并报告指导教师。凡违反纪律或操作规程、损坏仪器设备者，根据情节轻重、态度好坏进行教育，甚至处分和赔偿。

（6）爱护实验动物。实验动物在实验前按组领取，因故需要补领时，必须经过指导教师同意。

（7）实验结束后应清点、擦净实验器材及用品，并摆放整齐，桌面收拾干净，动物、纸片及废品应放在指定地点，不得随意乱扔，待教员统一检查验收。

2.注意事项

（1）在实验中会遇到腐蚀（如：硫酸、甲酸）或毒（如：水银、乌拉坦）试剂，应严格按照指导教师的规定操作，以免伤害自己和他人。

（2）防止水和动物血、尿及体液等打湿电源线路、插座；防止动物毛发卡进注射器管芯之间。

（3）使用后的手术器械必须用干净纱布擦干、放置整齐；实验完毕后应统一收集实验耗材（如注射器）并放置于指定地点。

（4）下课后，轮流安排打扫卫生，关好门窗、水电，以确保实验室安全。经指导教师检查合格后，才能离开实验室。

三、病理生理实验课程的基本要求

1.课前预习

（1）每次课前预习实验教材中的有关内容，了解实验目的、设计原理、方法步骤以及实验要求；了解实验中涉及的各种器械、设备的基本用途和操作方法。

（2）结合实验内容，复习相关的理论知识，并利用所学理论知识对实验过程中可能遇到的问题和实验结果进行预测并初步设想解决方案。

（3）预习过程中有疑虑的地方，留作记忆，以待实验过程中解惑。

2.课中认真观察，善于思考

（1）认真听指导老师对实验内容的讲解，注意观察老师对实验器材使用的演示过程；对于预习时不清楚的问题要积极与老师交流。

（2）实验所用的仪器、器材和药品必须按要求摆放，按程序操作。同时注意节约和爱护，充分发挥各种器材应有的作用，保证实验过程顺利，并取得预期的效果。

（3）要爱护和节约实验动物，按实验规定对动物进行麻醉、手术和相关处理。

（4）按照实验教材中所列出的实验步骤和指导老师的要求进行操作（在实验之前，如自己有独到的想法，在和老师交流后也可尝试按照自己的设计思路来做）。

（5）实验小组成员要明确分工、互相配合、各尽其职；在不同实验项目中，应轮流进行

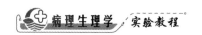

各项实验操作,力求每人学习机会均等。

(6)在实验过程中,认真操作、仔细观察、积极思考、如实记录。

(7)在实验过程中遇到疑难之处,要主动思考解决方案并与组员讨论方案的可行性,经过指导老师同意后方可实施。

(8)对老师的示教,要认真观察,积极思考。

(9)时刻注意实验过程中的其他注意事项。

3.课后总结

(1)实验结束后应清点并擦净实验器材及用品,摆放整齐,将桌面收拾干净。如果发现器材和设备损坏或缺少,应立即向老师报告,并登记备案。

(2)使用过的实验动物,应仔细检查连在动物身上的器械和装置是否取下,而后按指导老师的要求处理。

(3)认真整理所得的实验记录和实验资料,结合所学理论知识对实验中观察到的现象进行总结、分析和讨论,提升对科学的探索欲。

(4)认真书写实验报告,按时将实验报告交给指导教师评阅和修改。

(柳君泽 殷 骏 高志奇)

第一章　病理生理学动物实验基本操作技术

第一节　实验动物的抓取与固定

一、家兔

家兔性情驯良,胆小怕惊。从笼中捕捉时以右手抓住其项背近后颈处皮肤,轻轻将其提离笼底,迅速以左手托住其臀部,使其重心承托于手掌上,以免损伤颈部(图1-1)。实验中常需进行采血、静脉注射等操作,所以切忌用手提家兔的双耳,尽量保证其不受损伤。家兔脚爪锐利,捕捉时要特别注意其四肢,谨防被抓伤。

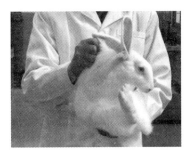

图1-1　家兔捉拿法

根据不同的实验要求,常用兔手术台或兔盒固定家兔。

1. **兔手术台固定**　大多数实验采用仰卧式(背位)固定,如进行消化、循环、呼吸等实验及进行颈、胸、腹部手术等。将麻醉好的家兔的四肢用兔手术台上固定四肢的夹子夹住,后肢夹在踝关节以上,前肢夹在腕关节以上。最后固定头部,使兔头夹的铁圈于背部夹住家兔的颈部,调整铁圈至最适位置后旋紧螺丝固定。或用一根粗棉线勾住家兔上门齿,拉直并在手术台的固定柱上绕两圈后打结固定。注意尽量让家兔四肢舒展,保持舒适体位(图1-2)。

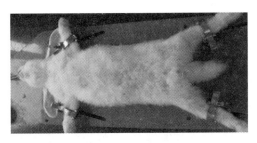

图1-2　兔手术台固定

2. **兔盒固定**　观察兔耳部血管变化或进行耳缘静脉注射、取血时,可将兔放入兔固定盒内(图1-3)。

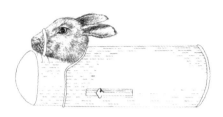

图 1 - 3　兔盒固定

二、大鼠

大鼠牙齿锋利,激怒后易咬人,捕捉时要提防被它咬伤。从鼠笼捉拿时可用海绵钳夹住其项背皮毛(切勿夹住其尾巴)。操作者右手轻轻抓住大鼠的尾巴朝后拉,左手压住大鼠,将左手示指和中指放在颈背部的两侧,拇指和无名指从大鼠腋下穿过至胸前,分别用手指夹住左右前肢即可抓起。用右手进行实验操作(图 1 - 4)。若进行简单的实验操作,可只用拇指和示指捏住鼠耳,余下三指紧捏大鼠背部皮肤。若需进行手术或解剖,则在麻醉或处死后将其置于固定台上。

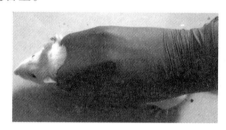

图 1 - 4　大鼠捉拿法

三、小鼠

捕捉小鼠时可用手轻抓鼠尾,将其提起后置于鼠笼上,鼠会本能地向前爬行。此时将鼠尾略向后拉,用左手的拇指、示指和中指抓住小鼠两耳后颈背部皮毛,以无名指及小指夹住鼠尾即可(图 1 -5)。可将小鼠行腹腔麻醉后固定于小鼠固定板上,也可用固定器固定做尾静脉注射。

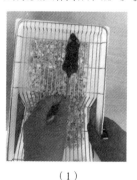
（1）

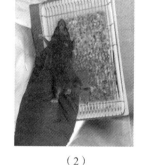
（2）

图 1 - 5　小鼠捉拿法

四、狗

狗的捆绑与固定至少需 2~3 人。用钳式长柄捕狗夹夹住狗颈部,注意不要夹伤其嘴部,然后操作者从狗侧面用固定带迅速绑住其上、下颌,先在上颌打一个结,再绕回下颌打第二个结,最后引至后颈项部打第三个结(图 1-6),待静脉麻醉后再移去捕狗夹。将狗仰卧位固定在手术台上,用狗头夹固定头部,先将狗舌拽出,用铁圈套住狗嘴,将平直铁条置于上、下颌之间,然后调动螺杆使固定弧圈在下颌上。四肢的固定方法与家兔相同。

慢性实验时应尽可能使狗安静不动,一般将其固定于巴甫洛夫狗架上。

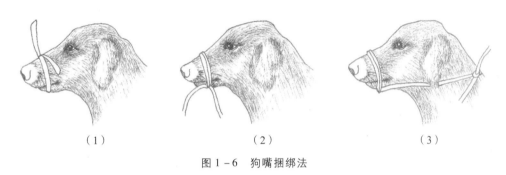

| (1) | (2) | (3) |

图 1-6 狗嘴捆绑法

五、蟾蜍

捉拿蟾蜍时,首先使其俯卧于左手手掌,以中指、无名指和小指压住其左腹和后肢,拇指和示指分别压住右、左前肢,右手即可进行操作。注意勿碰压蟾蜍两耳侧突起的耳后腺,避免毒液射入眼中。如需长时间观察或进行其他复杂操作,可破坏其延髓,用大头针或蛙针将四肢固定在蛙板上。

第二节 实验动物的麻醉方法

良好的麻醉效果是顺利实施动物实验的一个重要前提,正确选择和使用麻醉剂的种类和剂量,不仅能获得准确的实验结果,也可减轻动物的痛苦,符合国际上对实验动物福利的要求。麻醉剂种类繁多,作用特点各不相同,而动物的耐受性又有种属及个体差异。因此,应根据实验的内容及要求,正确选择麻醉剂的种类、剂量及给药途径。

一、麻醉前的准备工作

首先,应根据麻醉剂的作用方式、实验动物的特点以及实验的内容选择合适的麻醉剂。例如,氨基甲酸乙酯(乌拉坦)可引起持久的浅麻醉,对呼吸及循环功能无影响,对多数动物均适用,其对家兔的麻醉作用较强,对狗则奏效缓慢;氯醛糖安全度大,对自主神经中枢的机能无明显的抑制作用,特别适用于保留生理反射或研究神经系统反应的实验;巴比妥类药物可直接抑制心脏的收缩功能,影响基础代谢,故不适合用于心血管功能研究实验;乙醚对心肌功能有直接的抑制作用,可刺激呼吸道黏膜,适合小动物的短时间手术。其次,核对药物名称,检查有无变质或过期失效。再次,为减轻呕吐反应,狗、猫在手术前应禁食12h。最后,对慢性实验中的全麻动物,可适量给予麻醉辅助药,如在全麻前给予阿托品以减少呼吸道腺体分泌。

二、全身麻醉

常用于较深部或较广泛的手术。麻醉后,如动物卧倒不动、呼吸变深变慢、角膜反射明显迟钝、腹部及四肢肌肉松弛无力,即表明动物已进入最佳麻醉状态。全身麻醉有以下几种方式:

1. **吸入麻醉** 吸入麻醉通常适合于麻醉时间较短的动物实验或用作基础麻醉或注射麻醉的辅助麻醉。常用的有乙醚,由动物呼吸道吸入体内而产生麻醉效果,多用于大鼠、小鼠等。将动物放在干燥器或倒扣的烧杯内,内盛被乙醚浸湿的消毒脱脂棉球。动物起先兴奋,继而自行倒下,说明已被麻醉。乙醚作用时间短,为持续麻醉,可将浸有乙醚的棉花球装入小标本瓶内,置于动物口、鼻处以持续吸入乙醚。

2. **注射麻醉** 注射麻醉方法因起效时间较长,适合于长时间麻醉的动物实验。一般以静脉、肌内或腹腔注射进行麻醉。兔、狗等较大动物常采用静脉或肌内注射;小鼠、大鼠等小动物常采用腹腔注射。

3. **气管内插管麻醉** 是将特制的导管插入动物的气管内,通过麻醉机连接此人工通气管向呼吸道输送麻醉剂。此方法可始终保持呼吸道通畅,防止异物进入并有利于清除呼吸道的分泌物,便于呼吸控制。

三、局部麻醉

局部麻醉剂通过局部阻断神经传导、不破坏神经组织而发挥麻醉效果,用于表层手术。常用1%普鲁卡因溶液,在手术切口部位做浸润注射。注射时,循切口方向将全部针头插入皮下,先回抽,如无血液回流时方可推注,避免由于麻醉剂误注入血管内而致其死亡。推注麻醉液时,应边注射边将针头向外抽拉。第二针可从前一针所浸润的末端开始,直至切口部位全部浸润为止。

皮下注射普鲁卡因的量,按照所需麻醉面的大小而定,兔颈部手术时约需2~3ml,股三角区手术时约需1~2ml。

四、注意事项

1. **给药速度** 静脉注射麻醉药物时,总药量的前1/3给入的速度稍快些,使动物迅速度过兴奋期,后 2/3 剂量给入的速度宜缓慢,边注射边密切观察动物的心搏、呼吸情况,判断麻醉程度。当达到麻醉效果时,可停止给药,不一定全部给完所有药量。

2.**麻醉过浅**　麻醉过浅时动物会出现挣扎、尖叫或呼吸急促,需临时补充麻醉剂。追加的一次注射剂量不超过总量的 1/5 且须密切观察动物是否进入麻醉状态。

3.**麻醉过量**　这时动物会出现两种情况,一是呼吸、心搏骤停或间断;二是动物全身皮肤颜色青紫,呼吸浅而慢。这时应立即进行抢救,如注射强心剂(0.1% 肾上腺素等)或静脉注射 50% 的温热的葡萄糖溶液。待动物恢复自主呼吸后再进行手术。

4.**注意保温**　在麻醉期间,动物的体温调节功能会受到抑制,体温容易下降,应采取保温措施。

动物常用麻醉剂的用法和剂量如表 1-1 所示。

表 1-1　动物常用麻醉剂的用法和剂量

麻醉剂	药物浓度	动物种类	给药途径及剂量 (mg/kg)	作用时间(h)	麻醉特点
氨基甲酸乙酯 (Urethane)	25%	家兔、狗	iv、ip 均 1000	2~4	易溶于水,对脏器功能影响小
		大鼠、小鼠	ip:400		
水合氯醛 (Chloral hydrate)	10%	家兔、狗	iv:100;ip:150	2~3	麻醉较浅,不能提供足够的镇痛作用
		大鼠、小鼠	ip:400		
氯胺酮 (Ketamine)	10%	家兔	im:20~60	2~3	具有镇痛作用,常与其他麻醉剂联合使用
		大鼠、小鼠	ip:100~200		
戊巴比妥钠 (Sodium pentobarbital)	3%	家兔、狗	iv、ip 均 30	2~4	麻醉平稳,但安全范围小
		大鼠、小鼠	ip:40~50		
氯醛糖 (α-chloralose)	1%	家兔、狗	iv:60~80	3~4	溶解度低,需加热助溶,安全度大
		大鼠、小鼠	ip:80~100		
乙醚 (Ether)	—	各种动物	呼吸吸入	较短	对呼吸道有刺激作用,可提前注射阿托品预防
普鲁卡因 (Procaine)	1%	各种动物	脊髓黏膜,剂量视情况而定	0.5	用于浸润麻醉,剂量按麻醉面的大小而定

注:iv 为静脉注射;ip 为腹腔注射;im 为肌内注射。

第三节 实验动物的给药途径和方法

动物实验中常通过使用药物对动物进行处理来观察其机能状态的变化,给药的途径和方法可根据实验目的、动物种类和药物剂型等情况确定。

一、经口给药

有口服法与灌胃法两种方法。

1. 口服法 口服法是将可溶于水且性质稳定的药物溶于饮水中,将不溶于水的药物添加于饲料中,让动物自由采食摄取的方法。此法操作简单,不会引起动物的应激反应。但不同个体的饮水及摄食量有差异,不能保证剂量准确,因此会影响药物作用分析的准确性。该方法适用于一些慢性药物干预实验。

2. 灌胃法 为保证剂量准确,应采用灌胃法。现将小鼠、大鼠及家兔的灌胃法简介如下。

(1)小鼠 按前述捉拿法用左手固定小鼠使其腹部朝上,右手持带有小鼠灌胃针的注射器,先从鼠口角处插入口腔,以灌胃针压其上腭,使其口腔和食管顺直后,再把针管沿上腭缓缓插入食管,在稍感到阻力处(此位置相当于食管通过膈肌的部位,深度一般是 3cm)即可注入药液(图 1-7)。如注射顺利,则小鼠呼吸无异常;如小鼠剧烈挣扎或憋气,则可能是针头未进入胃内,必须拔出重插;如插入气管则小鼠立即死亡。小鼠一次灌胃能耐受的容积为 0.5ml 左右。

(2)大鼠 大鼠灌胃的方法与小鼠相似。使用安装在 5~10ml 注射器上的大鼠灌胃针,深度一般是 5cm。大鼠一次灌胃能耐受的容积为 4ml 左右。如果大鼠体重超过 400g,会因体积过大导致单手难以固定,此时可以两人配合进行灌胃操作,即一人将大鼠固定,另一人进行灌胃。

(3)家兔 家兔灌胃用 9 号导尿管配以一个木制扩口器。灌胃时需两人协作进行:一人坐好,将兔的躯体和下肢夹在两腿之间,左手抓住双耳,固定其头部,右手抓住两前肢。另一人将兔用扩口器横放于兔上、下门牙之间,并将兔舌压在扩口器下面,再将导尿管通过扩口器中部的小孔缓缓沿上腭插入食管 15~18cm(图 1-8)。为避免误入气管,可将胃管的外端放于清水杯中,切忌伸入水中过深。若有气泡从胃管口逸出,说明胃管在气管内,应拔出再插;如无气泡逸出,表明胃管在胃内,即可将药液注入,然后以少量清水冲洗胃管。灌胃完毕后,先拔出导尿管,再退出扩口器。家兔一次灌胃能耐受的容积为 80~150ml。

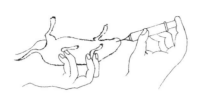 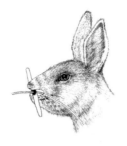

图 1-7 小鼠灌胃法　　　　　　　图 1-8 家兔灌胃法

二、注射给药

1. 皮下注射　皮下注射适合所有哺乳动物,是将药物注射到皮肤与肌肉之间的一种注射方式。注射时用左手拇指和示指提起动物皮肤,右手将针头刺入皮下,如针头容易左右轻轻摆动,说明已刺入皮下,回抽注射器,确定针头不在血管内后注射药物。不同动物的皮下注射部位不同,一般兔在背部或耳根部,狗多在大腿外侧,大鼠可在下腹部。

2. 皮内注射　皮内注射用于观察皮内反应及皮肤血管的通透性变化。先在注射部位进行剃毛或脱毛及消毒处理,然后用左手拇指和示指把皮肤按紧,在两指中间用 4 号半针头紧贴皮肤表层刺入皮内,然后再向上挑起至可见透过真皮时即可注射药液(一般注射量为 0.05ml)。如注射正确,则注药处可出现一白色小皮丘。

3. 肌内注射　肌内注射适用于几乎所有水溶性和脂溶性药物。应选肌肉发达或无大血管通过的部位,一般多选臀部或股部。注射时将针头迅速刺入肌肉,回抽无回血,即可进行注射。小鼠、大鼠等一般不做肌内注射。

4. 腹腔注射　腹腔注射是啮齿类动物常用的给药途径,适合注射刺激性小的水溶性药物。小鼠或大鼠一般一人即可操作,部位一般选择在下腹部中线两侧。以左手固定动物,使其腹部向上,鼠头略朝下,右手持注射器刺入皮下,使针头与皮肤呈 45°缓慢刺入腹肌,当感到落空感时表示针头进入腹腔,回抽注射器无回血后即可注射(图 1-9)。若实验动物为家兔,则进针部位为下腹部的腹白线旁开 1cm 处。

5. 静脉注射　静脉注射是将药物直接注入血液,直接发挥药效,因此是动物急、慢性实验最常用的给药方法。

(1)家兔　一般采用外侧耳缘静脉注射。兔耳血管分布见图 1-10。注射前将家兔固定在兔盒或实验台上,先拔去其耳缘部的被毛,用酒精棉球擦拭耳缘静脉,并用手指轻弹兔耳,使血管充盈。然后用左手示指与中指夹住耳缘静脉的近心端,阻止静脉回流并使耳缘静脉更加怒张,用拇指和无名指固定耳缘静脉远心端,右手持针尽量从远端并顺血管平行方向刺入,然后移动左手拇指固定针头,将药液注入。注射完毕后拔出针头,用干棉球压迫针眼片刻。在注射过程中如发现局部肿胀且进针阻力大,说明针头已刺破血管,须重新选择在上次注射部位的近心端进行注射。

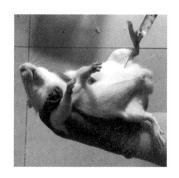 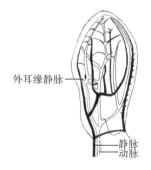

图 1-9　大鼠腹腔注射法　　　　　　图 1-10　兔耳血管分布

（2）大鼠和小鼠　多采用尾静脉注射,大鼠尾部角鳞较多,注射前需刮去角鳞。鼠尾静脉有三根,两侧及背侧各有一根,左右侧尾静脉更适合静脉注射。注射时先将动物固定在露出尾部的鼠筒或玻璃罩内,在45℃～50℃温水中浸泡几分钟,或用75%乙醇涂擦,使血管充分扩张充血及角质层软化。以左手示指压住鼠尾,拇指和中指夹住尾巴末端,右手持连有4号针头的注射器,从尾下1/4处进针,如针确已在静脉内,则进药无阻力;局部发白隆起,表示针头滑出或未刺入尾静脉,应拔出针头再移向前方静脉重新穿刺。如有大、小鼠可尾注固定器,操作则简便易行(图1-11)。注射药液量每只动物不超过0.15ml。

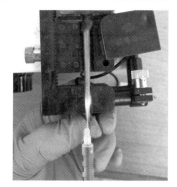

图 1-11　小鼠尾静脉注射

（3）狗　狗静脉注射多选前肢内侧的头静脉或后肢外侧的小隐静脉,先剪去注射部位的被毛,消毒后在静脉近心端用手捏紧,使血管充盈,针头自远心端刺入血管,待有回血后,缓缓注入药液。

6.淋巴囊注射　蟾蜍皮下有数个淋巴囊,此处注射的药物极易被吸收,是蟾蜍的常用给药途径。进行胸淋巴囊注射时,应从口腔底部刺入,穿过下颌肌层,再进入胸皮淋巴囊注药,抽针后药液才不易流出。一次注射量为0.2～0.5ml。

第四节　实验动物的组织分离方法

一、去毛方法

动物去毛的范围应大于手术野,以不损伤皮肤的完整性为原则。

1.剪毛法　操作者一只手绷平皮肤,另一只手持弯头剪紧贴皮肤,逆向剪去手术范围内的被毛,剪下的被毛应立即浸入水中,防止到处飞扬。切忌提起被毛剪,以免剪破皮肤。

2. 拔毛法 适用于家兔和狗的静脉注射。动物固定后,将被毛拔去,可涂上一层凡士林使血管更加突出。

3. 剃毛法 大动物慢性手术时采用此方法。剃毛前固定好动物,先将毛剪短,再用刷子蘸温肥皂水将需剃部位的毛浸透,最后用电动剃须刀逆被毛方向剃毛。

4. 脱毛法 采用化学脱毛剂将被毛脱去,适用于动物无菌手术。在脱毛处尽量剪短被毛,用镊子夹棉球蘸脱毛剂涂抹在已剪去被毛的部位,2～3分钟后,用温水洗去脱毛部位脱落的被毛,用干纱布擦干,涂上一层凡士林即可。

脱毛剂常用配方如下:

(1)硫化钠:肥皂粉:淀粉比例为3:1:7,加水调成糊状软膏。

(2)硫化钠8g溶于100ml水中。

(3)硫化钠8g,淀粉7g,糖4g,甘油5g,硼砂1g,水75ml,配成稀糊状。

(4)硫化钠10g,生石灰15g,溶于100ml水中。

上述前三个配方适用于家兔及啮齿类动物脱毛;第四个配方对狗等大型动物脱毛效果较好。

二、切口与止血

1. 切口 切开皮肤前,首先根据实验要求选择切口的部位和大小,必要时可进行标记。切开皮肤时,用拇指和示指两侧绷紧皮肤固定,然后用手术刀依次切开皮肤和皮下组织,尽量避免伤及血管和神经。深部组织需要按照皮肤纹理或组织纤维方向逐层切开。采用钝性分离的方法分离气管和血管。

2. 止血 手术过程中如造成出血必须立即止血,避免因出血影响手术野,而难以辨别解剖结构。常用的止血方法有:①组织渗血时,可将灭菌纱布用温热的生理盐水打湿拧干后压迫出血部位,或用吸收性明胶海绵覆盖。②较大血管出血时,仔细查找出血点,用止血钳夹住出血点及周围少许组织,再用丝线进行结扎。注意干纱布不能用于擦拭组织,因其会损伤组织及擦落刚形成的血凝块。③肌肉组织中血管比较丰富,当肌肉组织出血时,血管要与肌肉一起结扎。④当骨组织出血时,应先擦干创面,再及时用骨蜡填充。

三、肌肉、神经和血管的分离

在分离肌肉、神经和血管这类容易损伤的组织时,务必仔细、耐心,动作要轻柔,以免影响结构和功能的完整性。

分离肌肉时,应顺着肌纤维方向,用止血钳在整块肌肉与其他组织之间将肌肉逐块分离。不可在一块肌肉的肌纤维间随意穿插,这样不但难以将肌肉分离,而且易引发出血。切断肌肉时,应先用两把止血钳夹住肌肉两端,然后在两止血钳间切断肌肉。

在分离神经和血管的过程中,应按照先神经后血管、先细后粗的原则。切不可用带齿镊剥离及用止血钳或镊子夹持神经和血管。分离细小的神经或血管时,需用眼科镊子或玻璃分针小心操作,须特别注意保持局部的自然解剖位置。分离较大的神经或血管时,应先用蚊式止血钳将其周围的结缔组织稍加分离,然后用大小适宜的止血钳沿分离处插入,顺神经或血管的走向逐步扩大,直至将神经和血管分离出来。分离完毕后,在神经或血管的下方穿以浸透生理盐水的丝线,供刺激时提起或结扎之用。为防止组织干燥,须盖上一块浸有生理盐水的湿纱布;或在创口内滴加适量温热的液体石蜡(37℃左右),浸泡神经,有利于保持神经的正常活性。

四、家兔、大鼠、狗颈部手术

颈部手术的目的主要包括暴露及分离气管、颈外静脉、颈总动脉,并进行相应的插管。其步骤如下:

1. 动物麻醉 使用25%乌拉坦进行全身麻醉。

2. 剪毛 将动物以仰卧位固定,颈部剪毛。

3. 皮肤切口 持手术刀沿颈部正中线(上起甲状软骨,下达胸骨上缘)做一切口,家兔约为5cm,狗约为10cm。

4. 颈部血管和气管的暴露与分离

(1)颈外静脉 位于胸锁乳突肌外缘(狗是胸头肌),位置较浅,粗而明显,呈暗紫色,仔细分离2～3cm,在其下穿两线备用。

(2)气管 用止血钳钝性分离颈部正中的肌群和筋膜即可暴露出气管,在其下穿一条粗线备用。

(3)颈总动脉 位于气管两侧,分离覆于气管上的胸骨舌骨肌和侧面斜行的胸锁乳突肌。用左手的拇指和示指将颈左侧皮肤与肌肉提起外翻,同时另外三根手指伸至颈后靠近脊柱向上顶,用玻璃解剖针钝性分离暴露出的颈动脉鞘。用蚊式止血钳仔细分离鞘膜(注意避开鞘膜内神经),即可见具有明显搏动感的颈总动脉。分离出3～4cm长的颈总动脉,在其下穿两根线备用。

五、家兔、大鼠、狗股部手术

股部的神经和血管也是常用的研究对象。股部手术是为了分离股神经,股动、静脉及进行插管,供放血、输血、输液及注射药物之用。其步骤如下:

1. 动物麻醉后以仰卧位固定。

2. 用手指在股部内侧根部触摸股动脉搏动,辨明动脉走向,剪去该部位被毛,用手术刀沿动脉行走方向在皮肤上做3～5cm长的切口。

3. 分离股部皮下筋膜。家兔的股部皮下筋膜较薄,用弯形止血钳不断撑开筋膜即可暴露股三角肌区肉层。啮齿类动物切开皮肤后可见一些脂肪组织,可用弯止血钳夹住并用手术线结扎后剪去,此时可以见到皮下筋膜和组织,用眼科镊钝性分离筋膜数次,即可清晰暴露股三角区。在此区域内由外向内分别为股神经、股动脉、股静脉。股动脉的位置在中间偏后,被股神经和股静脉所遮盖。

4.用蚊式止血钳小心分离出股神经,然后再分离股动脉与股静脉之间的结缔组织膜,注意勿损伤血管小分支。最后分离出股动脉或股静脉,长约 2～3cm,在其下穿两根线备用。

第五节　实验动物常用插管技术

一、气管插管

气管插管可用于气道压力、通气量的测定及保证肺通气通畅。

1.颈部常规手术分离出气管,并在气管下穿两根粗结扎线。

2.用手术刀或手术剪在喉头下 2～3cm 处的气管两软骨环之间做一倒"T"形切口,气管上的切口为气管直径的 1/3～1/2。

3.如气管内有血液或分泌物,应先用棉签揩净,再用组织镊夹住气管切口的一角,将 Y 型气管导管沿切口处向心方向插入气管腔,用一结扎线结扎导管,然后将其固定于侧管分叉处,以免 Y 型导管脱落。用另一结扎线将头端的气管切口结扎,防止切口处渗血。

二、颈动脉和左心导管插管

颈动脉和左心导管插管可用于动脉血的采集和动脉血压、心功能的测定。

1.颈部常规手术分离出颈总动脉,长度为 3～4cm。

2.结扎颈总动脉远心端的血管,待血管内的血液充盈后,用动脉夹夹住近心端动脉,以阻断动脉血流。分离后的颈总动脉见图 1－12。

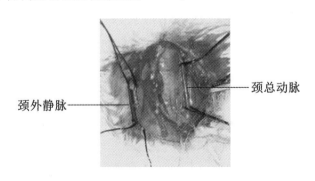

图 1－12　分离后的颈总动脉、颈静脉血管

3. 颈总动脉插管方法。轻轻提起远心端的结扎线,用示指伸入血管背后撑起血管,右手持医用眼科直剪呈45°剪开血管直径的1/3(注意:由远心端向近心端剪口)。将弯型眼科组织镊的弯钩插入血管腔内,轻轻挑起血管切口,迅速将充满1%肝素生理盐水的血管导管沿切口准确插入约2.5cm后,于近心端结扎血管并松开动脉夹,可利用远心端的结扎线再次结扎插入的动脉导管以防止导管脱落。导管可以适当固定,以免扭转而影响血液顺畅进出。此时可以打开三通阀,通过电生理记录仪记录血压信号。

4. 左心导管的插入。可事先估测远心端结扎点到心脏的距离,并在心导管上标记。操作者一手捏住血管切口处,另一手将心导管继续平稳地推送到预定部位。及时打开三通阀,保持心导管与血压换能器处于连通状态,监视生物信号采集处理系统上的波形来判断导管是否插入至左心室,若看到动脉波形,表明还未进入左心,需继续推进心导管,当心导管到达主动脉瓣口处时,即可感受到脉搏搏动,继续推进心导管。此时可将心导管提起呈45°的角度略微后退,同时旋转心导管,这样可以改变心导管尖端的方向,再顺势向前推进。如此数次可在主动脉瓣开放时使心导管进入左心室(插管时手法要轻柔,遇到阻力时禁止强行插入,否则会将血管插破引起出血导致动物死亡)。

5. 心导管位置的判断。从计算机屏幕上可以看到左心室波形变化,若波幅突然增加,脉压差明显加大,说明导管已经进入左心室。图1-13为大鼠的左心室波形。

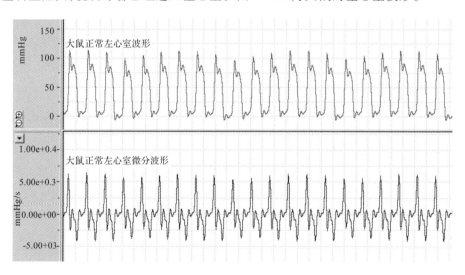

图1-13 通过多道生理记录仪记录的大鼠左心室压力及微分波示意图

6. 心导管的固定。在近心端重新结扎血管,在远心端将结扎血管的手术线再结扎到导管上,起到加固的作用。为防止组织干燥,需盖上一块浸有温热生理盐水的湿纱布。

三、颈静脉和右心导管插管术

颈静脉插管可用于中心静脉压的测量和注射、取血、输液等。

1.颈部常规手术分离出颈总静脉,长度为 3～5cm。

2.用动脉夹夹闭颈总静脉的近心端,待血管内血液充盈后结扎颈总静脉的远心端。

3.颈总静脉插管方法。估测颈总静脉的远心端结扎点到心脏的距离,并在导管上做好标记,作为插入导管长度的参考。用液体石蜡湿润心导管表面,减少插管时心导管和血管间的摩擦。用弯形医用眼科剪在远心端结扎线处向心室方向呈 45°剪开血管直径的 1/3～1/2,用弯形眼科镊的弯钩插入到血管内轻轻挑起血管切口,迅速插入心导管约 2.5cm后,在近心端结扎后松开动脉夹。注意此时结扎血管的原则是既要保证血管切口处无渗血现象,又要保证心导管可以继续顺利地插入。

4.心导管的插入。打开三通阀,监视生物信号采集处理系统上的波形,继续平稳推送导管 5～6cm。此时,因导管通过锁骨下静脉会遇到阻力,应将心导管提起呈 45°的角度略微后退,同时旋转心导管,这样可以改变心导管尖端的方向,再继续将导管插入至心导管上所做的标记处。插管时手法要轻柔,遇到阻力时严禁强行插入,否则会将血管插破引起出血导致动物死亡。当插管过程中出现一种"脱空"的感觉,表示心导管已进入到右心室。

5.心导管位置的判断。将血压换能器与三通管连接好,并确认连接牢靠,然后打开三通管的阀门,依据计算机屏幕显示的图像和波幅的变化,调节心导管所处的位置。图 1－14 为大鼠右心室波形。

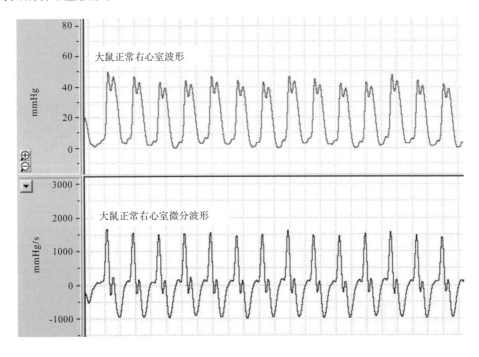

图 1－14 通过多道生理记录仪记录的大鼠右心室压力及微分波示意图

6. 心导管的固定。在近心端处重新牢固地结扎血管。在远心端处将结扎血管的手术线再结扎到导管上,起到加固的作用。为防止组织干燥,须盖上一块浸有温热生理盐水的湿纱布。

四、股动脉及股静脉插管术

1. 股部常规手术分离出股动脉或股静脉,长度为 2 ~ 3cm。

2. 当确定游离的股动脉或股静脉长度足够时结扎血管,待血管内血流充盈后再在近心端用动脉夹夹闭血管。

3. 在靠近远心端血管结扎线 0.3cm 处,用医用眼科弯剪呈 45°剪开血管直径约 1/3 ~ 1/2(注意:血管切口面一定要呈倒"V"形的斜切面,不能呈垂直面,否则不能准确地插入血管导管)。将弯型眼科镊的弯钩准确地插入血管腔内并轻轻挑起血管,此时可见到血管切口呈现一小"三角口",迅速沿着此切口准确地插入血管 1.5 ~ 2.5cm(小动物)或 2 ~ 4cm(大动物),在近心端结扎血管导管后松开动脉夹。利用远心端的结扎线再次结扎插入的血管导管,可以防止导管脱落。开启多道生理记录仪即可记录动脉或静脉血压。

五、输尿管插管术

输尿管插管可用于反映较长时间内尿量变化的实验。

1. 动物麻醉后以仰卧位固定于手术台上。

2. 剪去耻骨联合上缘 2 ~ 3cm 处(即腹部中线左右侧)的被毛。

3. 沿腹部正中线切开皮肤,做长约 3cm 的切口,然后沿腹白线切开腹壁肌肉层组织,注意勿伤及腹腔内脏器官。用手将膀胱向上翻移至腹外,如膀胱充盈,可用 50ml 的注射器将尿液抽出。

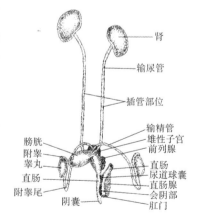

图 1 - 15 输尿管插管部位

4. 沿着膀胱上缘,细心地用玻璃分针或眼科镊分离出双侧输尿管。先分离出一侧输尿管,在其靠近膀胱处用手术线打一松结备用,离此约 2cm 处的输尿管正下方穿一根线,用眼科剪在管壁上剪一斜向肾的切口(约输尿管管径的 1/2),用镊子夹住切口的一角,向肾的方向插入输尿管导管(事先充满温热生理盐水并涂上液体石蜡),用手术线在切口处前后结扎固定,防止导管滑脱,平放输尿管导管,直到见导管出口处有尿液慢慢流出(图 1 - 15)。用同样的方法插入另一侧输尿管导管。

5. 手术完毕后,用温热生理盐水纱布覆盖腹部切口,以保持腹腔的温度。如果需要长时间收集尿液样本,可用皮肤钳夹住腹腔切口或者采用缝合方式关闭腹腔。

第六节 实验动物的采血与处死方法

一、采血方法

在医学实验研究中,需要经常采集实验动物的血液进行常规检测或某些生理生化分析,故必须掌握正确的采血方法。采血方法的选择,主要取决于实验的要求和目的、动物种类及所需血量。

1. 家兔

(1)耳缘静脉采血 是最常用的采血法之一,可作多次反复取血用,但防止其发生栓塞特别重要。将家兔放入兔盒中或由助手用手固定,剪去采血部位的被毛,用75%乙醇局部消毒,用手轻揉耳缘或用酒精棉球揉搓耳缘,待耳缘静脉充血后,用6号针头沿耳缘静脉末梢刺入血管后抽取血液,或用针头刺破血管待血液渗出后取血。取血完毕后用棉球压迫止血,一般每次可采血2~3ml。

(2)耳中央动脉取血 将家兔放入兔盒中或由助手用手固定,用手轻柔或用酒精棉球揉搓兔耳,可发现在其中央有一条颜色鲜红的较粗的血管,即为中央动脉。以左手固定兔耳,右手持装有6号针头的注射器,于中央动脉末端位置,使针头沿着动脉平行方向刺入血管,血液即可进入注射器内。取血完毕后压迫止血,一般每次可采血约10ml。

(3)股静脉、颈静脉取血 先暴露、分离家兔股静脉或颈静脉。根据需要的血量可选择注射器直接采血,也可选择静脉插管术取血。股静脉取血时,注射器平行于血管,从股静脉下端朝心脏方向刺入,取血完毕后用纱布轻压取血部位以止血。颈静脉取血时,注射器由近心端(距颈静脉分支约2~3cm)向头侧端顺血管方向刺入,取血完毕后用纱布轻压进行止血。此处取血量较多,一次可取10ml左右。也可用前述方法插入导管取血,并将导管另一端露出体外供反复取血。

(4)心脏取血 家兔以仰卧位固定,将左侧胸部相当于心脏部位的被毛减去,用碘伏或75%乙醇局部消毒皮肤。操作者用左手触摸心脏搏动最显著的部位,一般在第3肋间胸骨左缘3mm处,将针头垂直刺入心脏,血即进入注射器。一次可取血20~25ml,一次采血1周后可重复进行采血。采血时需注意:①动作迅速,缩短留针时间及防止血液凝固;②如针头已进入心脏但抽不出血,应将针头稍微后退一些,切不可左右摆动,以防止损伤心、肺。

2. 大鼠、小鼠

(1)割(剪)尾采血 少量反复采血可采用此方法。动物麻醉后,将鼠尾浸在45℃~50℃热水中使血管扩张。擦干后将尾尖剪去1~2mm(小鼠)或5mm(大鼠),从尾跟部向尾尖部按摩,血即从断端流出。也可在大鼠(小鼠不适用)尾部做一横向切口,割破尾静脉或尾动脉收集血液。取血后用棉球压迫止血,每只鼠一般可采血10余次。

(2)眼眶静脉丛采血 用10cm长的玻璃管,一端烧制拉成内径1~1.5mm的毛细管,长约1cm。将玻璃管浸泡于1%肝素溶液几分钟,取出晾干后使用。取血时左手抓住鼠两耳之间的皮肤以固定头部,并轻轻压迫颈部两侧,以阻碍头部静脉回流,当眼球充分外突时表示眼眶静脉丛充血。右手持玻璃管,将管尖插入内眦部,向眼底部方向旋转插入2~3mm(小鼠)或4~5mm(大鼠)即切开眼眶静脉丛,此时血液自动流入管内。拔出玻璃管,放松左手,出血即停止。用纱布轻压眼部止血,数分钟后可在同一穿刺孔重复取血。小鼠一次可采得血0.2ml,大鼠0.5ml。

(3)大血管采血 指通过颈静脉、颈动脉、股静脉或股动脉采血。将动物麻醉后以仰卧位固定,分离暴露上述任一血管,穿一根手术线结扎血管。颈静脉、股静脉采血时,提起结扎线,待血管充盈后,右手持注射器朝远心端穿刺血管采血。颈动脉、股动脉采血时,则向远心端穿刺血管采血。也可通过插入导管取血,并将导管另一端露出体外供反复取血。

(4)下腔静脉取血 供一次大量采血用。动物仰卧位固定,在剑突下做一横切口,腹正中线做一纵切口,切开腹壁,将肠祥拉向动物的左侧,暴露下腔静脉,直接穿刺取血,也可事先肝素化后取血(大鼠仰卧时,切开其小腿前部皮肤,即可显露皮下静脉,由此注入肝素)。300g的大鼠可抽得血10ml。

(5)心脏取血 鼠类心跳较快,心脏采血困难,因此此法并不常用。动物仰卧,剪去胸前区被毛。在左胸第3~4肋间用左手食指触到心尖冲动,右手取连有针头的注射器,选择心搏最强处垂直进针,当感到有落空感时,可体会针尖随心搏而动,血液借心脏搏动的力量进入注射器。

3. 狗

(1)前肢皮下静脉采血 前肢的桡侧皮静脉为采血部位。固定狗后,助手从其后侧握住肘部并向上牵拉皮肤使其静脉怒张,也可用橡胶压脉带结扎使血管怒张。操作者从前腕的上1/3处刺入静脉,缓缓抽取血液,采血完毕后压迫止血。

(2)颈静脉采血 无须麻醉,将狗以侧卧位固定,剪去其颈部被毛,用碘伏消毒皮肤。将狗颈部拉直使其头部尽量往后仰,用左手拇指压住颈静脉入胸部位的皮肤,使颈静脉怒张,右手持注射器(连接6号针头)平行于血管向心端刺入血管。

二、处死方法

急性动物实验结束后,应将实验动物及时处死。处死方法随动物种类而异,在处死过程中应遵循动物伦理要求,使动物在短时间无痛苦地死亡。

1. 大鼠和小鼠的处死方法

(1)脊椎脱臼法 先将动物放在笼盖上,待其安静后,左手拇指与示指用力向下按住鼠头,右手抓住鼠尾用力向后拉,将脊髓与脑髓拉断,动物即刻死亡。

(2)断头法　在鼠颈部用大而锋利的剪刀将鼠头剪掉,鼠因断头和大出血而很快死亡。

(3)急性大出血法　切断鼠眼眶动脉和静脉,导致急性大量失血而使鼠立即死亡。

(4)吸入麻醉剂法　给鼠吸入过量的乙醚而致其死亡。

2. 家兔、狗的处死方法

(1)急性大出血法　切断动脉(颈动脉、股动脉或腹主动脉)或较大的静脉,导致急性大出血、休克而使动物迅速死亡。

(2)破坏延髓法　如实验中已暴露脑髓,可用器具破坏延髓使动物死亡。

(3)开放气胸法　将动物开胸,造成开放性气胸,导致肺萎陷使动物急性呼吸衰竭死亡。

(4)化学药物致死法　通过静脉快速注入过量 10% KCl 溶液,KCl 可使心肌失去收缩力,使心搏骤停致死。家兔注射 5～10ml,犬注射 20～30ml。

(5)过量麻醉剂致死法　通过静脉快速注入过量麻醉剂可使动物快速死亡。

(赵　力)

第二章 病理生理学实验常用器械及其使用方法

第一节 多道生理信号采集处理系统简介及其使用方法

多道生理信号采集处理系统可对多个生物信号采集、放大、记录,并对采集的信号滤波、微分和积分进行自动分析、变换、频谱和功率谱分析。该系统功能强大,使用灵活,将传统的示波器、生物信号放大器、记录仪和刺激器集于一身,为深化现有病理生理学实验和开设新的病理生理学实验提供了非常好的实验平台,也是基础医学实验教学的重要实验设备之一。RM6000 系列生理信号采集处理系统是被广泛使用的计算机多道生理记录系统。

一、RM6000 系列多道生理信号采集处理系统的组成、功能及原理

硬件部分包括主机、程控放大滤波器器、USB 信号线、生物电信号输入线、刺激输出线、记滴输入线、传感器。硬件主要对各种信号进行放大、调整,并对信号进行转换,使之进入计算机。软件部分包括 RM6000.EXE 及多个实验子模块。软件主要对采集到的生物信号进行保存、显示、处理等。硬件与软件协调工作,可实现 RM6000 多道生物信号采集处理系统的示波、记录、记滴、监听、刺激器等多种功能,从而确保病理生理学实验的顺利开展。其结构、硬件及原理见图 2-1,2-2。

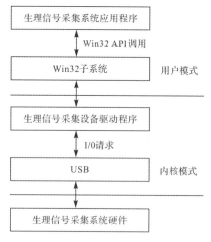

图 2-1 多道生理信号采集处理系统结构图

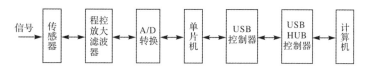

图 2 - 2　多道生理信号采集处理系统硬件及原理图

二、RM6000 系列多道生理信号采集处理系统的使用方法

RM6000 系列多道生理信号采集处理系统软件窗见图 2 - 3。

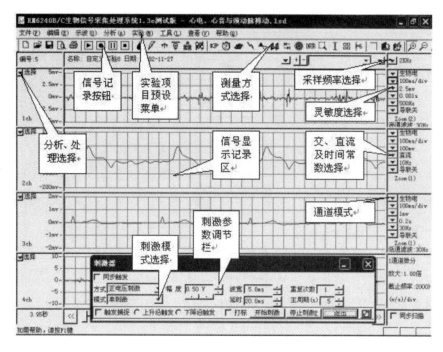

图 2 - 3　RM6000 系列多道生理信号采集处理系统软件窗

说明:

1. **菜单条**　显示顶层菜单项。选择其中的一项即可弹出其子菜单。

2. **工具条**　工具条处于菜单条的下方。工具条提供了仪器基本功能的快捷按钮。菜单条中最常用的指令都能在工具条中找到对应的图标(只需用鼠标直接点击即可)。在操作工具条时,一旦鼠标指向某图标,即会弹出其指令名称。

3. **参数设置区**　位于窗口的右侧。有"采样频率"及各通道的"通道模式""灵敏度""时间常数""滤波""扫描速度"等参数,用鼠标选择各功能键可调节各通道的实验参数。本系统每个通道都是多功能放大器,均可作血压放大器和生物电放大器(由通道控制参数区的通道模式决定)。

4. **数据显示区**　实验数据以波形的形式显示于该区域内。

5. **标尺及处理区**　该区显示各通道的通道号及对应信号量纲的标尺。用鼠标点击"处理"按钮,弹出菜单,有对应通道定标、标记显示、分析测量、数据处理等功能选项。

6.刺激器 程控刺激器为弹出式浮动窗口,该刺激器可满足各种实验刺激的需要。

标尺及处理区

1.点击"选择"项,出现如图2-4所示模块。

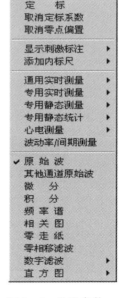

(1)定标 用于校正该通道的灵敏度。

①示波状态:当选择除生物电之外的其他物理量时,按相应的灵敏度输入外接的标准信号(如在血压12kPa档输入12kPa的压力信号,或者在生物电直流10mV档输入10mV直流信号等),点击"定标"后,在弹出的对话框(图2-4)中输入外接信号标称值,点击"确定"即可将采样信号定位在所输入的标称值上。

(注意,在定标前必须先调好零位。)

②分析状态:用鼠标左键在本通道内确定一段区域波形(该段波形的平均值将作为定标参考值),再在弹出的"定标"对话框中输入信号标称值,点击"确定"即可将采样信号定位在所输入的标称值上。

(注意:分析状态定标将改变原示波状态定标参数。)

图2-4 监视参数

定标实际上是利用软件定标,先求出定标系数,再利用该系数修正测量结果,从而提高测量的准确性。

定标结果通过保存自定义实验项目保存,也可通过输入密码"CHENGYI"保存。使用"创建新量纲"功能也可以定标,且可自动保存(参见相关章节)。

(2)取消定标系数 将本通道定标系数恢复为1。在做新的定标之前,最好先执行该功能。若要取消保存的定标系数,也须输入密码"CHENGYI"。

(3)取消零点偏置 用于取消该通道软件所作的零点偏移。

(4)显示刺激标注 显示刺激器的相关参数。

(5)添加内标尺(图2-5) 此功能用于对已记录波形添加标尺。选择"X"项后,在波形图上需要添加时间标尺的位置点击鼠标右键,则显示X轴方向的刻度标尺;相反,选择"Y"项则显示垂直方向的幅度标尺;选择"X-Y"项则同时显示时间和幅度刻度标尺。若需取消已添加标尺,可先选择添加内标尺选项,再在原位置点击鼠标右键即可。

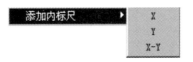

图2-5 添加内标尺

（6）通用实时测量（图2-6）

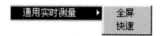

图2-6　通用实时测量

①全屏:点击该按钮后,将在相应的通道左上部实时显示当前屏波形的最大值、最小值、平均值和峰峰值(最大值减最小值)。

②快速:点击该按钮后,将在相应的通道左上部实时显示两大格内最新波形的最大值、最小值、平均值和峰峰值(最大值减最小值)。

（7）专用实时测量（图2-7）

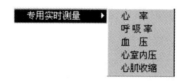

图2-7　专用实时测量

①心率和呼吸频率:方法为选中波动率或间期选项后,在所选通道用鼠标左键确定基线,系统即自动计算出当前屏信号的平均波动频率或间期(波动频率由波形在基线位置上下次数确定,故应确保每一周期只有一个峰通过基线)。测量结果在所选通道左上角显示。为了减小噪音对波形的影响,可在工具栏中选择"波动率设置"功能,增大容错值像素点数即可减小误差,但容错值过大(超过波峰离基线位置的像素点值)会直接影响到系统对波动频率的判断,故在误差值不大的情况下,容错值应尽可能小些。

②血压、心室内压、肌肉收缩:选中所选测量项目后弹出对话框(图2-8)。应注意,为了使测量准确,输入的时间长度应大于4个信号周期。系统将定时在所选通道左上角显示上述时间间隔内的测量结果。

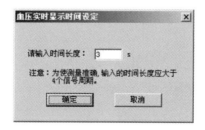

图2-8　弹出的对话框

(8)专用静态测量 在"选择"菜单中选择"专用静态测量"的各项功能后,系统将根据用户在各对话框中选定的测量参数,自动在数据板中给出相应参数值。

各测量方法如下:

①张力(图 2-9)

肌肉收缩单波分析:于某通道选择该项后,用鼠标左键在其对应波形上选择 A、B 两点(图 2-10),以确定测量区域,系统则自动在数据板中给出以下相应参数值。

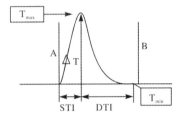

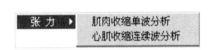

图 2-9 张力

图 2-10 肌肉收缩单波分析

T_{max}:收缩最大张力——A、B 区域间的最大值。

T_{min}:舒张最小张力 ——A、B 区域间的最小值。

$\triangle T$:张力增量——A 点对应值与 T_{max} 的差值。

STI:收缩间期——A 点到 T_{max} 对应点的间隔时间。

DTI:舒张间期——T_{max} 对应点到 T_{min} 对应点的间隔时间。

DTI50:舒张 50% 间期——肌肉开始舒张到舒张 50% 的间隔时间。

DTI90:舒张 90% 间期——肌肉开始舒张到舒张 90% 的间隔时间。

$+ dT/dt_{max}$——肌肉收缩时张力最大变化速率。

$- dT/dt_{max}$——肌肉舒张时张力最大变化速率。

$t - dT/dt_{max}$——肌肉开始收缩至发生 dT/dt_{max} 的间隔时间。

取消该功能,则在"选择"菜单中再点一次该项即可。

肌肉收缩连续波分析:于某通道选择该项后,用鼠标左键在其对应波形上选择 A、B 两点(图 2-11),以确定测量区域,系统则自动在数据板中给出测量区间内肌肉收缩连续波(或其他相似波形)的相关参数。

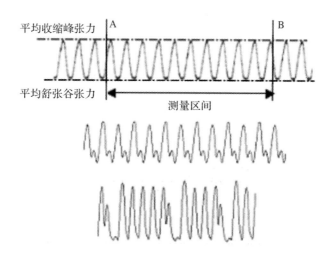

图 2 - 11 肌肉收缩连续波分析

平均收缩峰张力——测量区间内 n 个收缩峰张力的平均值。

平均舒张谷张力——测量区间内 n 个舒张谷张力的平均值。

平均张力——测量区间内 n 个单波平均张力的平均值。

注:单波平均张力—— $\frac{1}{n}\sum_{i-1}^{m}\frac{1}{T}\int_{n}^{T}T(t)dt$ 张力对时间的积分。

mSTI:平均收缩间期——测量区间内 n 个单波收缩间期的平均值。

mDTI:平均舒张间期——测量区间内 n 个单波舒张间期的平均值。

频率(心率)——肌肉收缩频率。

周期数——肌肉收缩周期。

T_{max}:收缩最大张力——测量区间内收缩峰张力的最大值。

T_{min}:舒张最小张力——测量区间内舒张谷张力的最小值。

△T:张力增量—— T_{max} 与 T_{min} 的差值。

mDTI50:平均舒张 50% 间期——测量区间内 n 个单波舒张 50% 间期的平均值。

mDTI90:平均舒张 90% 间期——测量区间内 n 个单波舒张 90% 间期的平均值。

+ dT/dt_{max}——测量区间内 n 个单波的 + dT/dt_{max} 的平均值。

- dT/dt_{max}——测量区间内 n 个单波的 - dT/dt_{max} 的平均值

t - dT/dt_{max}——测量区间内 n 个单波的 t - dT/dt_{max} 的平均值。

取消该功能,则在"选择"菜单中再点一次该项即可。

②压力

动脉血压测量:测量结果显示分为"平均值"和"原始值"(图 2 - 12)。

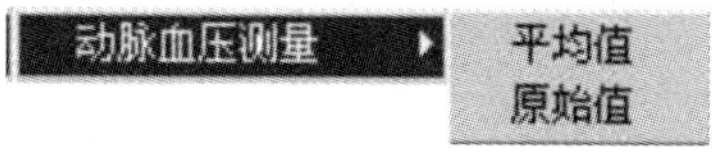

动脉血压测量 ▶ 平均值
原始值

图 2 - 12 动脉血压测量

平均值——所有周期波的收缩压、舒张压、平均压、脉压差、心率、间期的平均值。

原始值——各周期波的收缩压、舒张压、平均压、脉压差、心率、间期值。

以上测量值将在数据板中自动显示,同时在通道上部有一条蓝色参考线(线条分别对准血压波的收缩压和舒张压,用于监视测量准确性)。

测量区域选择方式分为"全屏选取""手动选取""时间选取"。

全屏选取——以当前屏波形为测量区域(图 2 - 13)。

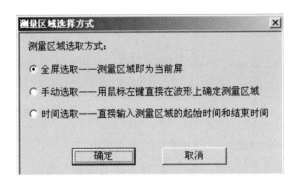

图 2 - 13 全屏选取

手动选取——为手动测量方式。方法:于某通道选择该项后,用鼠标左键在其对应波形上选择 A、B 两点(图 2 - 14),以确定测量区间,系统则自动在数据板中给出以下相应参数值。

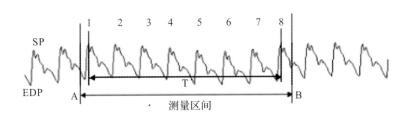

图 2 - 14 手动选取

mSP:平均收缩压——n 为测量区间内的收缩峰压个数,本例 n = 8。

mDP:平均舒张压—— $\frac{1}{n}\sum_{i=1}^{n} EDP_i$,n 为测量区间内的舒张谷压个数,本例 n = 8。

mAP:平均压——测量区间内 n 个平均动脉压的平均值。$\frac{1}{n}\sum_{i=1}^{n} SP_i$ 。

注:平均动脉压—— $\frac{1}{n}\sum_{i=1}^{m} \frac{1}{T}\int_{n}^{T} P(t)dt$ 动脉压对时间的积分。

平均脉压差——平均收缩压与平均舒张压的差值。

HR:心率——生物体的心率。

T/n:心动周期数——n 为测量区间内完整的心动周期数,本例 n=7。

SP:最大收缩压——测量区间内收缩峰压的最大值。

EDP:最小舒张压——测量区间内舒张谷压的最小值。

mSTI:平均收缩间期——测量区间内 n 个单波收缩间期的平均值。

mDTI:平均舒张间期——测量区间内 n 个单波舒张间期的平均值。

mSTI/ mDTI——平均收缩间期/平均舒张间期。

+ dp/dt$_{max}$——测量区间内 n 个单波的 + dT/dt$_{max}$的平均值。

- dp/dt$_{max}$——测量区间内 n 个单波的 - dT/dt$_{max}$的平均值。

t - dp/dt$_{max}$——测量区间内 n 个单波的 t - dT/dt$_{max}$的平均值。

时间选取——为统计测量方式,即在下面的对话框中输入测量的起始时间和终止时间(图 2 - 15)。

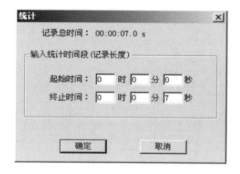

图 2 - 15 统计时间输入框

心室内压测量(图 2 - 16):

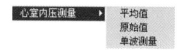

图 2 - 16 心室内压测量

平均值——所有周期波的 LVSP、LVEDP、心率、+ dp/dt$_{max}$、- dp/dt$_{max}$和 t - dp/dt$_{max}$的平均值。

原始值——各周期波的 LVSP、LVEDP、心率、+ dp/dt$_{max}$、- dp/dt$_{max}$和 t - dp/dt$_{max}$值。

以上测量值将在数据板中自动显示,同时在通道上部有一条蓝色参考线(线条分别对准血压波的收缩压和舒张压,用于监视测量准确性)。

测量区域选择方式分为"全屏选取""手动选取""时间选取"(图 2 - 17)。

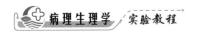

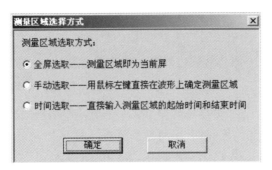

图 2-17 测量区域选择方式

全屏选取——以当前屏波形为测量区域。

手动选取——为手动测量方式。方法:用鼠标左键在其对应波形上选择 A、B 两点(图 2-18),以确定测量区域,系统则自动在数据板中给出测量区间内心室内压的相关参数。

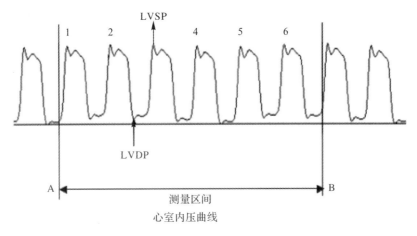

图 2-18 手动选取

mLVSP:平均心室峰压——$\frac{1}{n}\sum_{i=1}^{n}LVSP_i$,n 为测量区间内的心室峰压个数,本例 n=6。

mLVDP:平均心室舒张压——$\frac{1}{n}\sum_{i=1}^{n}LVDP_i$,n 为测量区间内 LVDP 个数,本例 n=6。

mLVP:平均心室内压——测量区间内 n 个平均心内压的平均值。

注:平均心内压——$\frac{1}{n}\sum_{i-1}^{n}\frac{1}{T}\int_{0}^{T}P(t)dt$ 心内压对时间的积分。

mHR:心率——生物体的心率。

mdp/dt$_{max}$——平均心内压最大上升速率。

m-dp/dt$_{max}$——平均等容舒张期室内压最大下降速率。

mt – dp/dt$_{max}$——心室开始收缩至发生 dp/dt$_{max}$的平均间隔时间。

LVP$_{max}$:最大心室内压——测量区间内收缩峰压的最大值。

LVP$_{min}$:最小心室内压——测量区间内舒张谷压的最小值。

MSTI:平均收缩间期——测量区间内 n 个单波收缩间期的平均值。

MDTI:平均舒张间期——测量区间内 n 个单波舒张间期的平均值。

若要取消该功能,则在"选择"菜单中再点一次该项即可。

时间选取——为统计测量方式,即在下面的对话框中输入测量的起始时间和终止时间(图 2 – 19)。

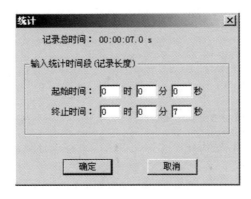

图 2 – 19　时间选取

单波测量——为手动测量方式。方法:用鼠标左键在其对应波形上选择 A、B、C 三点(图 2 – 20),以确定测量区域,系统则自动在数据板中给出以下相应参数值。

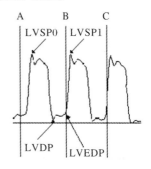

LVSP:收缩压——(LVSP0 + LVSP1)/2。

其中,LVSP0 和 LVSP1 分别为 A、B 和 B、C 间的最大值。

LVDP:舒张压——A、B 间的最小值。

LVEDP:舒张末期压——B 点对应值。

HR:心率——由 LVSP0 和 LVSP1 的间隔时间确定。

STI:收缩间期——LVEDP 和 LVSP1 对应点的间隔时间。

DTI:舒张间期——LVSP0 和 LVEDP 对应点的间隔时间。

图 2 – 20　中心静脉压测量

+ dp/dt$_{max}$—— LVEDP 和 LVSP1 对应点间上升速度的最大值。

– dp/dt$_{max}$—— LVSP0 和 LVEDP 对应点间下降速度的最大值。

t – dp/dt$_{max}$—— LVEDP 和 + dp/dt$_{max}$对应点的间隔时间。

若要取消该功能,则在"选择"菜单中再点一次该项即可。

中心静脉压(CVP):该测量为手动测量方式。

方法:用鼠标左键在其对应波形上选择 A、B 两点(图 2 – 21),以确定测量区域,系统则自动在数据板中给出以下相应参数值。

最大静脉压——测量区间内的最大值。

最小静脉压——测量区间内的最小值。

平均静脉压——测量区间内的平均值。

若要取消该功能,则在"选择"菜单中再点一次该项即可。

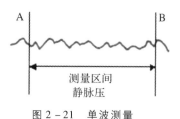

图 2 – 21　单波测量

③呼吸(图 2 – 22)

单波分析——为手动测量方式。方法:用鼠标左键在其对应波形上选择 A、B、C 三点(图 2 – 23),以确定测量区域,系统则自动在数据板中给出以下相应参数值。

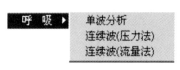

图 2 – 22　呼吸

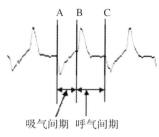

图 2 – 23　单波分析

最大呼气峰压——A、C 间的最大值。

最小吸气谷压——A、C 间的最小值。

$+dp/dt_{max}$——从谷压点到峰压点上升速度最大值。

$-dp/dt_{max}$——从峰压点到 C 点下降速度最小值。

呼气间期——B、C 间隔时间。

吸气间期——A、B 间隔时间。

呼吸时比——呼气/吸气间期。

平均呼气压——B、C 间的平均值。

平均吸气压——A、B 间的平均值。

呼吸频率——由 A、C 为一个周期计算出的频率。

若要取消该功能,则在"选择"菜单中再点一次该项即可。

连续波压力法(流量法)——为手动测量方式。方法:用鼠标左键在其对应波形上选择 A、B 两点(图 2 – 24),以确定测量区域,系统则自动在数据板中给出测量区间内呼吸波的相关参数。

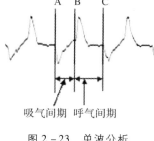

图 2 – 24　连续波压力法

平均呼气峰压(流量)——测量区间内 n 个呼气峰压的平均值。

平均吸气谷压(流量)——测量区间内 n 个吸气谷压的平均值。

最大呼气峰压(流量)——测量区间内 n 个呼气峰压的最大值。

最小吸气谷压(流量)——测量区间内 n 个吸气谷压的最小值。

$+dp/dt_{max}$——测量区间内 n 个单波的 $+dp/dt_{max}$ 的平均值。

$-dp/dt_{max}$——测量区间内 n 个单波的 $-dp/dt_{max}$ 的平均值。

若要取消该功能,则在"选择"菜单中再点一次该项即可。

第二节　压力与张力换能器的使用及注意事项

换能器,又称为传感器,是一种能将机械能、化学能、光能等非电量形式的能量转换为电能的器件或装置。通常用作数据分析的换能器是将一些非电信号转变为电信号,然后将这些微弱的电信号予以放大,以便对其包含和代表的生理特征做更深入的研究分析。换能器的种类很多,功能也异常丰富。在病理生理学实验中常用的换能器有压力换能器和张力换能器两种。前者主要用于测量心室、动脉、静脉以及呼吸等压力变化;后者一般用于测量骨骼肌和心肌的收缩状态。

一、压力换能器

1.**原理及结构**　压力换能器是将各种压力信号(如动脉或静脉压,心室内压,以及由于温度、光和化学变化等所引起的压强改变信号)转化为电信号的特殊换能器件。压力换能器的结构如图 2-25 所示:头部是个半球形的帽状结构,其上有两个开口管,一个开口管用于连接作为探头的导管,另一个则是用于排出换能器内的气体。尾部有一个圆柱形结构,在这个圆柱形结构与半球形帽状结构的

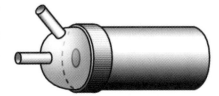

图 2-25　压力换能器

连接面上有一个圆形开口,开口内置一个薄片状的应变元件。这个应变元件可以利用压电效应等将压力信号转变成为电信号。

2.**使用方法**

(1)使用压力换能器时,应将其固定在支架上,不能随意改变其位置。为增强稳定性,使用前应通电预热 10min,待其零位稳定后方可进行测量。

(2)测量前,要将压力换能器半球形帽上的两个开口管分别与两个三通接好,并检查其密闭性。确定没有泄漏再打开三通,将生理盐水注入压力换能器腔内。要确保换能器腔内的气体排尽,否则残留气体在压强的作用下会改变体积,进而会影响测量的精确度。

（3）关闭一个三通,开放另一个三通与大气相连(即在没有压力之前),进行换能器调零工作。调零完成以后,关闭所有三通以避免外界气体重新进入换能器。

（4）测量时,应打开接有测量导管的三通,保持另一个三通关闭。并应随时注意换能器及测量导管内有无气体进入或堵塞情况出现。如果发生了这种情况,要及时停止测量并在教师指导下做相应处理。

3.注意事项

（1）防碰撞。压力换能器不能碰撞,应轻拿轻放。压力换能器内部由应变丝构成电桥,应变丝盘绕在应变架上,应变架结构精密。应变丝和应变架在碰撞和震动时,会发生断丝或变形。

（2）压力换能器施加的压力不能超过其量程规定范围。换能器的弹性膜片在过载情况下将不能复原,过载会发生应变丝断丝或应变架变形。

二、张力换能器

1.原理及结构 张力换能器的结构如图 2 - 26 所示,是利用某些敏感材料(例如压敏电阻)在外力作用下发生变形时,其电阻阻值会发生改变这一特性制成的。首先将敏感材料制成非常薄的应变片,再将 4 片应变片分成两组,分别粘在弹性较好的悬臂梁两侧,使其构成一个完整的电桥测量电路。当在电桥输入端接入直流电压时,先在无外力作用的条件下调节可变电阻器使电桥处

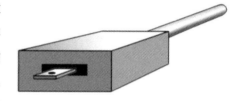

图 2 - 26 张力换能器

于平衡状态,即电表输出为"0"。当有外力作用于悬臂梁游离端时,悬臂梁便会发生弯曲变形,一组应变片受拉,阻值变大,另一组受压,阻值变小。由于应变片本身就组成了电桥的臂,阻值的改变将导致电桥失去平衡,故而在电桥输出端便有一随着外力变化而变化的微弱电流信号输出。再经过信号放大、成型、模数转化等处理便可记录、显示和做进一步分析。

2.使用方法

（1）将张力换能器固定在支架上,使用前应通电预热 10min。

（2）将细线一头系上一个小钩,用小钩钩住待测标本。

（3）细线另一头穿过张力换能器悬臂梁前端的小孔并结扎固定。

（4）调整张力换能器的高度,使连接标本和张力换能器之间的细线有一定的张力,不可太松或者太紧。

3.注意事项

（1）防止过载 在使用时不能用手牵拉弹性梁或超量加载。张力换能器的弹性悬臂

梁的屈服极限为规定量程的 2~3 倍,如 100g 量程的张力换能器在施加了 300g 力后,弹性悬臂梁将不能恢复其形变,即弹性悬臂梁失去弹性,换能器被损坏。

(2)防水 防止水进入换能器内部。张力换能器内部没有经过防水处理,水滴入或渗入换能器内部会造成电路短路,导致换能器损坏,并累及测量的电子仪器。

第三节 血气分析仪器使用及动脉血气取血方法

血气是指血液中所含的 O_2 和 CO_2 气体。血气分析是通过对人体血液及呼出气的酸碱度、二氧化碳分压、氧分压进行定量测定来分析和评价人体血液酸碱平衡状态的。血气分析是评价病人呼吸、氧化及酸碱平衡状态的必要指标。它包括血液的 pH 值、PO_2、PCO_2 的测定值,还包括经计算求得的如 TCO_2、AB、BE、SaO_2、CO_2 等参数。血气分析的有关数据对临床疾病的诊断和治疗发挥着重要的作用。血气分析被用于肺心病、肺气肿、呕吐、腹泻、中毒、急性呼吸衰竭、休克、严重外伤等疾病的诊疗及相关研究。目前,血气分析仪种类很多,且各有特色。一般都具备所需样品量少(25~100μl)、检测时间短(1~2min)、自动显示数据、能打印结果等优点。

一、血气分析仪测定原理及仪器结构

早年进行血氧和二氧化碳测定采用的是经典的 VanSlyke 量气法。此法的原理是利用皂素破坏红细胞,再用铁氢化钾破坏血红蛋白以释放 O_2,加辛酸去泡剂等混合液,让血液中所含的 CO_2、O_2 和 N_2 全部释放进密封真空管的液面之上,然后测量所释放气体的压力。而后又用 CO_2 吸收剂及 O_2 吸收剂分别将两种气体吸收,根据压力的改变,再计算出 CO_2 和 O_2 的含量。该法准确可靠,然而操作烦琐,又使用大量水银,极易污染环境,现在已较少使用。另外还可使用化学法测定血浆 HCO_3^- 含量,此法要求严格地隔绝空气采血,否则很难测定准确。当初丹麦 Radiometer 公司根据 Astrup 等学者的研究,提出血液 pH 值与 $\lg PCO_2$ 呈线性关系,设计了最早的血气分析仪。其后经过几代人的努力,血气分析仪更加完善、更加自动化。

目前血气分析仪型号虽然很多,然而都是先通过专门的气敏电极测定血液 pH 值、PCO_2 和 PO_2 三项基本数据,再参考 Hb 及体温的数据计算出其他诊断参数的。其结构组成基本一致,一般包括电极系统、进样室、CO_2 空气混合器、放大器元件、数字运算显示屏和打印机等部件,进行自动化分析,其所需样品少,检测速度快而准确。

1. 电极系统

(1)pH 测定系统 pH 测定系统包括 pH 测定电极即玻璃电极、参化电极及两种电极间的液体介质。pH 电极(图 2−27)是利用电位法原理测量溶液的 H^+ 浓度,其电极是一

个对 H^+ 敏感的玻璃电极,同时必须与另一电位值已知的参比电极配套使用,通常与甘汞电极保持电接触。血样中的 H^+ 与玻璃电极膜中的金属离子进行交换,产生电位差,并与血样的 H^+ 浓度成正比,二者之间存在着对数关系。pH 电极稳定性好,计数不漂移。

(2) PCO_2 电极 PCO_2 电极(图 2 - 28)属于 CO_2 气敏电极。主要由特殊玻璃电极和 Ag/Agcl 参比电极及电极缓冲液组成。这种特殊的玻璃电极是由对 pH 值敏感的玻璃膜外包围着一层碳酸氢钠溶液($NaHCO_3$ 5mmol/L、NaCl 20mmol/L,并以 AgCl 溶液饱和),溶液的外侧再包一层气体可透膜组成的,可选择性地让电中性的 CO_2 通过,带正电荷的 H^+ 及带负电荷的 HCO_3^- 不能通过。CO_2 扩散入电极内,与电极里的 $NaHCO_3$ 发生反应,使电极内的 $NaHCO_3$、NaCl 溶液的比例发生改变,产生电位差,由电极套内的 pH 电极检测。pH 值的改变与 PCO_2 数值呈线性关系($\triangle pH/logPCO_2$),根据这一关系即可测出 PCO_2 的值。

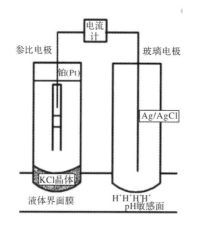

图 2 - 27 pH 电极示意图

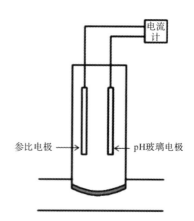

图 2 - 28 PCO_2 电极示意图

(3) PO_2 电极 PO_2 电极(图 2 - 29)是一种对 O_2 敏感的电极。以白金丝(Pt)为阴极,Ag/AgCl 参比电极为阳极,以阴极与阳极之间的一层磷酸盐缓冲液沟通,其外包裹一层聚丙烯膜,膜外接触血样品。此膜不能透过离子,仅 O_2 可透过。当样品中的 O_2 透过聚丙烯膜到达 Pt 阴极表面时,O_2 不断地被还原,产生如下化学变化:

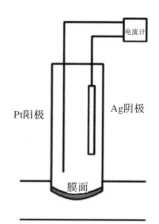

阴极反应 $O_2 + 2H_2O + 4e^- \rightarrow 4OH^-$

电解质反应 $NaCl + OH^- \rightarrow NaOH + Cl^-$

阳极反应 $Ag + Cl^- \rightarrow AgCl + e$

氧的还原反应导致阴阳两极之间产生电流,其强度与氧

图 2 - 29 PO_2 电极示意图

的扩散量或 PO_2 成正比,以此测出 PO_2 值。PO_2 电极可测定范围为 0 ~ 106kPa。

2.管道系统　血气分析仪管道系统主要由测量室、转换盘(有或无)系统、气路系统、溶液系统及泵体等组成。测量室有一套自动控制温度使其稳定于37℃的装置,转换盘是让样品进入并将有关溶液及气体送入测量室的装置,由计算机程序自动控制。气路系统由空气压缩机、CO_2气瓶、气体混合器、湿化器、泵、阀门及有关管道组成。气体混合器将空气压缩机送来的空气(4~6个大气压,$1atm = 101.3kPa$)和CO_2气瓶送来的CO_2气体(纯度要求99.5%)进行混合,混合后得到两种浓度不同的气体。由气体混合器中部出来的"气体1"含19.8%的O_2和5.5%的CO_2;"气体2"含9%~11%的CO_2,从混合器的下部送出,需要时再进入测量室。液体管道系统使缓冲液进入测量室定标,保证样品吸入和废液排出的冲洗过程,为保证仪器正常运转,管道系统中还设有一系列的自动检测装置。

二、血气分析仪使用方法

1.血标本采集　血气分析标本的采集是极为重要的,若处理不当,将产生很大的误差,甚至比仪器分析的误差还大,因此必须引起足够的重视。

血气标本以采动脉血或动脉化毛细血管血为主,只有动脉血才能真实反映体内代谢氧化作用和酸碱平衡状况。对O_2检测的有关指标必须采集进入细胞之前的动脉血,也就是血液中从肺部运氧到组织细胞之间的动脉血,才能真正反映体内氧的运输状态。每个部位中动脉血液的气体含量几乎无差异,从主动脉到末梢循环都是均一的。对PCO_2和pH值的检测也以采集动脉血为好。

用注射器抽血时要稍加牵引,但不要用力抽吸,以免产生负压,造成误差。一般采血量为2~3ml。拔针后立即将注射器针头刺入一个小橡皮塞中,封闭针头,并缓慢颠倒注射器,使血液与肝素充分混匀,然后立即送检。

2.使用方法　目前使用的血气分析仪虽然生产厂家多、型号各异,但性能和操作方法大同小异。现以AVL995血气酸碱分析仪为例,简要介绍该仪器的使用方法。

(1)启动　按仪器要求分别接通主机和空气压缩机电源,使空气压缩机压力达到额定的要求,再开启二氧化碳气瓶,使CO_2气流量达到额定要求。分别检查洗涤液、参比液、标准缓冲液1和2等液体是否按要求装备。

(2)定标　开机后,仪器自动进行两点定标,并且不能中断。进行过两点定标后,仪器每隔12h左右再自动进行下一次两点定标,必要时可根据情况任意选用定标程序再定标。两点定标后,每隔0.5~3h,仪器用缓冲液1对pH电极系统进行一次一点定标。仪器还会进行气体定标,先用气体2(CO_2)对PCO_2电极进行定标,最后用气体1(混合气)对PCO_2和PO_2电极进行定标。

(3)测量　从开机到两点定标完成后,仪器屏幕上显示"READY",即已准备好,此时可进行测量。一般测量用注射器进样或毛细管进样两种方式进行。

①注射器进样:按 Syring(注射器)键,转换盘转到进样位置,用注射器慢慢注入血样,直到仪器屏幕显示 Measure(测量),下行显示:拔出注射器,按 START 键。蠕动泵开始转动,将血样吸入测量室。当血样到达 pH 参比电极时,蠕动泵停转,血样停留在测量室中,仪器自动进行测量和计算。与此同时,输入病人 Hb 量及体温数,测出的 pH、PO_2 值及其计算值在屏幕显示,并打印结果。由于 AVL995Hb 能自动测出病人的血红蛋白值,因此这种型号的仪器就可不必另输 Hb 值,仅输入体温值即可。测量结束,仪器便自动进行冲洗,将血样冲走,干燥后,进行一点定标,然后返回 READY 状态,又可接着进行第二个样品的测量。

②毛细管进样:在仪器处于 READY 状态时,按 Capillary 键,转换盘转到进样位置。在进样口插入装有血样的毛细管,仪器便自动把血样吸入测量室,并停留在测量室自动进行检测。以下步骤与注射器进样方法相同。

微量样品测量法:当采集的血量不足 40μl 而又多于 25μl 时,仪器自动进行微量样品测量。进样后,仪器屏幕显示"微量样品",下行显示"只测 pH 按 1,其余按 2"。如果测 pH、PCO_2 和 PO_2 三个参数,需按"2"键。根据测量室血样进入的位置交替按"START 键"和"1"键,直至 pH 测量完。仪器运算后,即可打印结果。进行微量样品检测时,一定要按血样流动顺序进行,认真操作,其所测值与全量血样检测结果基本一致。

3. 注意事项

(1)为防止血凝块堵住仪器管道或导致测定结果不准确,样品容器内应有足量肝素。

(2)抽血后,在测定血样前应上下颠倒或水平搓滚样本容器 5~8 次,使之均匀。

(3)检测前,被测样品应与空气隔绝,防止样品与空气接触影响检测结果。

(4)血样应在 30 分钟内检测完毕。

三、血气检测的质量控制

1. 血气检测数据的校验　血气酸碱分析仪检测的数据是否准确是判断酸碱紊乱的先决条件,因此,首先应核实血气分析报告单上的数据是否可靠。可以用 H - H 公式进行核实:

$$pH = 6.1 + lg([HCO_3^-]/PCO_2 \times 0.03)$$

已知其中任意两个数据,即可计算出另一个数据。

2. 质量控制　目前使用最多的是水剂缓冲液,该质控物用安瓿封存,具有稳定、使用方便等优点。水剂质控物是用 Na_2HPO_4、KH_2PO_4 及 $NaHCO_3$ 配成不同的 pH 缓冲液,再与不同浓度的 CO_2 和 O_2 平衡,以提供 pH、PCO_2 和 PO_2 及其换算的参考值。加入防腐剂贮存,有高、正常、低三种水平规格,以三种颜色予以标记:酸血症、低氧血症为红色标记,碱血症、高氧血症为蓝色标记,正常酸碱水平为黄色标记。质控物数据由有多种型号仪器的几个实验室反复多次测定,再取 X±S 而确定一个参考范围。每种或每批质控物均附有规定参考数据,不能通用。质控物用安瓿装,液体并未充满整支安瓿,因此安瓿中一定会出现一个液相,一个气相。液相为水及缓冲物质,气相则由 O_2、N_2、CO_2 及汽水组成。根据物质运动规律,气相与液相之间不停地进行分子交换,任一物质特别是气体不断地由气相进入液相,又从液相进入气相,这些物质处于两相间的平衡→不平衡→平衡的不断变化状态。这种平衡受温度因素影响很大。因此在使用血气质控物时应注意:①质控物在室温平衡后,再用力振摇 2～3min,使气相与液相重新平衡;②开启安瓿后,应立即将质控物注入仪器中检测,再观察所测结果是否落在质控物范围内,如在范围内,表明该仪器处于正常运转状态,可以用于标本检测;③如果检测数据偏离参考范围,应检查原因,分别检查 CO_2 纯度、标准缓冲液是否被污染、电极套是否要更换、电极是否过期等故障,一一排除,以确保仪器检测结果的准确性;④过期的质控物不能使用,无参考范围说明书的质控物也不能用,因为每一个批号的质控物的参考范围存在一定的差异。

四、实验动物血气标本的采集方法

使用玻璃注射器采血,抗凝剂为肝素钠。临用时,注射器吸取肝素钠溶液一支,而后将肝素液来回抽动,使针筒局部湿润,将多余肝素液全部排出弃之,注射器内死腔中残留的肝素液即可抗凝。拔针后,注射器不能回吸,只能稍外推,使血液充满针尖空隙,并排出第一滴血弃之,排尽空气,用塑料嘴或橡皮泥封住针头,隔绝空气,立即送检。各种实验动物的具体取血方法可参见第一章。

五、注意事项

1. 持续断电超过 1h,且未能再次开机,试剂包将自行报废。

2. 若有标本作检测的情况下,持续断电 20min 未能再次开机,试剂包将报废。

3. 若项目出现显示红色的情况,应手动进行两点定标,如该项目仍显示红色,则可用肝素进行检测,以冲洗管路。

4. 异常高血浆蛋白和血脂,均可影响检测结果。

5. 用注射器取血须事先做好肝素化抗凝,以防止血标本凝血。

6. 应严格注意防止血标本与空气接触,应使其处于隔绝空气的状态。因为:①空气中 PO_2(21.17kPa 或 150mmHg)高于血液,PCO_2(0.040kPa 或 0.3mmHg)低于血液,一旦血液与空气接触,空气中的 O_2 会进入血液,造成血液 PO_2 高的误差;CO_2 又会从高压的血液弥散到空气中,使血液 PCO_2 测出结果偏低。

7. 标本放置时间。采出的全血中有活性红细胞,其代谢仍在继续进行,O_2 不断地被消耗,CO_2 不断地产生。有报道称标本于体外 37℃ 保存,每 10 分钟 PCO_2 约增加 1mmHg

（1mmHg＝0.133kPa），pH 值降低约 0.01U。血样于 4℃保存 1h 以内，其 pH、PCO_2 值没有明显变化，PO_2 值则有所改变。按要求，采取的血标本应在 30min 内检测完毕，30min 后则不能检测，应将标本置于冰水中保存，且最多不超过 2h。

8. 清洁仪器前，须注意自我防护和对他人的防护。先穿好实验室工作服，戴好一次性橡胶手套，并准备一只生物废品袋。

9. 清洁仪器时，应拔下电源插头（如果仪器内装有试剂包，须在 1h 内恢复供电），用漂白剂混合液湿润柔软的清洁布，擦拭仪器表面，去除血渍和灰尘。

（殷　骏）

第三章　常用生理指标及其测量技术

第一节　动物各种压力的测量

一、动脉血压测定

血压测量记录方法一般有麻醉创伤法、尾套法和植入法。麻醉创伤法是将动物麻醉后,分离动脉血管,插入自制导管,连上水银检压计或者压力传感器,也可以插入单压力导管进行检测的方法。尾套法是利用尾无创血压测定仪对清醒动物在安静状态进行检测的方法。植入法是利用植入式压力传感器,在实验前通过手术方式,将传感器放置于动物大动脉(如腹主动脉或股动脉)的位置,通过无线遥测的方式进行实时检测的方法。

（一）水银检压计测压法

按图 3-1 所示连接水银检压计测压装置,以颈动脉血压的测量记录为例:

1. 调零。水银检压计零压力点(零点)应与被测动物心房处于同一水平线上。

2. 将三通活塞套接在充满抗凝剂的 PVC 导管上,然后将该 PVC 导管插入动物的颈动脉内 2~3cm(近心端),结扎固定。

3. 将三通活塞另一端与水银检压计接好后,用注射器向检压计方向注入生理盐水(图 3-1),排尽空气后,用止血钳夹闭排气口。然后通过三通活塞继续向水银检压计内注射生理盐水使基础压力达到 140mmHg 左右。

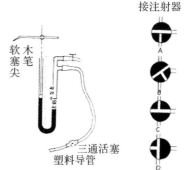

图 3-1　常用的水银检压计测压装置

4. 当检压计通过导管与被测动物颈动脉连通时,水银检压计上波动的刻度值即为该动物的平均动脉压力值。

（二）压力传感器测压法

1. 按照"压力换能器的使用方法"连接生理信号采集处理系统或者多道生理记录仪,传感器内充满 0.3% 肝素生理盐水,通大气,基线调零。

2. 用注射器将 0.3% 肝素生理盐水充满 PVC 导管,将其与压力传感器相连,然后结扎左侧颈总动脉的远心端,用动脉夹夹闭其近心端,再用眼科剪在靠远心端结扎处的颈总动脉上剪一"V"形斜口,把导管向近心端插入 2~3cm 后,用备用线结扎固定,慢慢放开动脉夹,如有出血,可将线结扎得再紧一些。

3. 将计算机打开,进入 RM6240BD 多道生理记录仪,新建"实验项目",选择"家兔血压的测定"实验模块,调节适当的实验参数,即可进行实验观察。注意:实验参数一经调好,整个实验过程中不得随意变动。

4. 在记录动脉压力波形之前,首先对仪器进行定标。动脉压力定标时所给的标准压力为 50mmHg 或 100mmHg,在水银检压计的刻度记录纸上所显示的标高为 10 小格或 20 小格,根据事先给的标准压力值来计算各波形的压力。

5. 测定动脉收缩压和舒张压(图 3-2,3-3)。

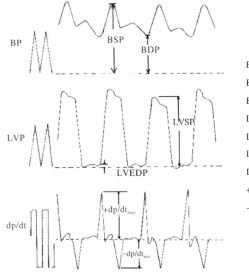

BP:动脉血压波形
BSP:动脉收缩压
BDP:动脉舒张压
LVP:左室压力波形
LVSP:左室收缩压
LAEDP:左室舒张末压
Dp/dt:左室压力微分曲线
+dp/dt$_{max}$:左室压力上升最大速率
-dp/dt$_{max}$:左室压力下降最大速率

图 3-2 主动脉、左(右)心室压力及微分波形示意图

①收缩压的测定:从基线(零点)到波峰所对应的压力为收缩压,单位为 mmHg。
②舒张压的测定:从基线(零点)到波谷所对应的压力为舒张压,单位为 mmHg。
③平均动脉压的计算方法:

$$平均动脉压 = \frac{收缩压 - 舒张压}{3} + 舒张压$$

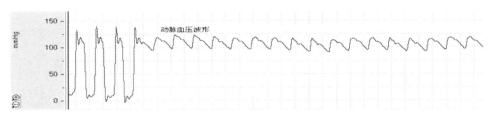

图 3-3 大鼠动脉压波形

（三）尾无创血压测量法

1. 仪器 大鼠尾动脉无创血压测定仪。

2. 原理 高敏脉搏换能器能感受动脉血流量变化而产生强弱不同的血管搏动,经换能器放大处理,可通过多种记录显示系统描记出血管搏动曲线。用充气方式人为改变压脉套内压力,对动脉实施压迫(阻断血流)和松解(恢复血流)。当尾套内压力处于动脉血流从完全被阻断到心脏射血能使动脉血流开始贯通时,此时脉搏波从消失到再次出现第一个波,此波出现时所对应的压力代表血管收缩压。而后压脉套内压力逐渐降低,脉搏波逐渐加大,当尾套内压力恰好处于心脏舒张,且不对动脉血流产生阻碍时,此时脉搏波曲线不再增大并产生二级波峰,此波峰对应的压力代表血管舒张压。

3. 方法与步骤 以大鼠为例:

(1)开启多道生理记录仪,连接换能器,仪器预热,进行压力信号定标。

(2)先将大鼠放入固定盒内固定,测量前适当给大鼠尾部加热,以扩张局部血管。

(3)将鼠尾插入加压套,接近尾根部,使鼠尾刚好处于脉搏传感器的"脉搏信号传感片"上方,调节鼠尾压迫片使传感片紧贴鼠尾下方的尾动脉。待大鼠一时扰动,安静过后,打开记录系统,可见有脉搏波出现,此时调节放大器敏感度使脉搏波足够大,一般以 2 ~ 3cm 为宜,用充气球使压脉套内的压力升高到脉搏波完全消失后再加压升高 30mmHg,然后通过充气球阀门缓慢放气,逐渐降低压脉套内压力,从开始放气到管道内压力为 0,一般维持时间 5 ~ 6s。仔细观察脉搏波从被阻断到再次出现第一个波的时间,在第一个波出现时所对应的压力即为收缩压。当脉搏波被阻断后,开始降低压力,当第一个脉搏波出现时,对应的压力曲线上移,形成二级波峰,二级波峰对应的压力是舒张压。

（四）植入式动脉传感器无线测血压法

植入式动脉传感器无线测血压法能在动物保持自由活动,无须麻醉或固定的情况下,实时、长时期测量血压,能反映自然状态下的动物生理状况。检测系统基本上都是由植入子、信号接收器、数据转换器和记录分析计算机构成。植入子集成了传感器、放大器、模数转换和数字无线信号发射器,根据测量信号不同,有多种规格。操作者将植入子埋入动物皮下或者植入动脉血管内,生理信号被植入子采集并转换成相应的电信号后用无线电发射出来,由信号接收器接收并传递给数据转换器,完成数据转换后送入中央处理器进行数据处理。系统可同时连接多个接收器,完成大规模的试验。

二、中心静脉压（CVP）测定

1. 将三通活塞套接在充满抗凝液体的 PVC 导管上,然后将该 PVC 导管插入至上、下腔静脉进入右心房处,结扎固定。

2. 把与水压计相连的接头插入三通活塞。用注射器推注生理盐水使其充满水压计

（水压计上刻度标记"0"处应与被测动物心房水平高度一致）（图 3 - 4）。

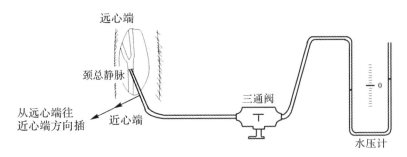

图 3 - 4　中心静脉压检测装置

3. 将三通活塞与 PVC 导管连通,检压计液面除随呼吸频率上下有较大的波动外,还可见液面有较小的与心跳频率一致的颤动（这是判断导管尖是否抵达所需位置的标志,若无应调整导管位置）。待液面下降稳定后所读的数为中心静脉压（CVP）,单位为 cmH_2O。

三、左、右心室压力测定

心室导管插管术包括右心室导管插管术和左心室导管插管术。经颈静脉插入导管至右心室,称为右心室导管插管术;经颈动脉逆行插入导管至左心室,称为左心室导管插管术。现将左、右心室压力测定方法分别介绍如下。

（一）右心室压力测定方法

1. 在记录右心室压力波形之前,首先采用两点定标法对仪器进行定标,右心室压力定标时所给的标准压力为 40mmHg 或 80mmHg。

2. 右心室收缩压和舒张压的测定（见图 3 - 2）。

（1）收缩压的测定　从基线（零点）到波峰所对应的压力为收缩压,单位为 mmHg。

（2）舒张压的测定　微分波的 + dp/dt 起点所对应的压力为舒张压,单位为 mmHg。

3. 右心室 + dp/dt$_{max}$ 和 - dp/dt$_{max}$ 的测定（见图 3 - 2）。

（1）+ dp/dt$_{max}$ 的测定　从基线（零点）到正向波峰所对应的压力为 + dp/dt$_{max}$,单位为 mmHg/s。

（2）- dp/dt$_{max}$ 的测定　从基线（零点）到负向波峰所对应的压力为 - dp/dt$_{max}$,单位为 mmHg/s。

图 3 - 5 是通过多道生理记录仪记录的小鼠右心室压力波形及微分波形（ + dp/dt$_{max}$、- dp/dt$_{max}$）。

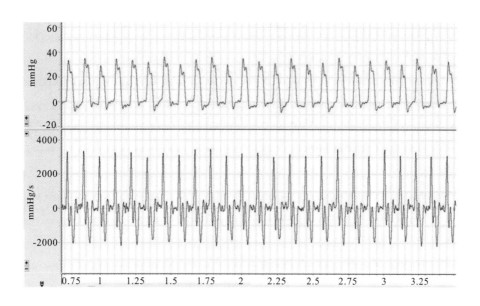

图 3 - 5　小鼠右心室压力及微分波形示意图

(二)左心室压力测定方法

1. 在记录左心室压力波形之前,首先采用两点定标法对仪器进行定标,左心室压力定标时所给的标准压力为 50mmHg 或 100mmHg。

2. 左心室收缩压和舒张压的测定(见图 3 - 2)。

(1)收缩压的测定　从基线(零点)到波峰所对应的压力为收缩压,单位为 mmHg。

(2)舒张压的测定　微分波的 + dp/dt 起点所对应的压力为舒张压,单位为 mmHg。

3. 左心室 + dp/dt$_{max}$ 和 - dp/pt$_{max}$ 的测定(见图 3 - 2)。

(1) + dp/dt max 的测定　从基线(零点)到正向波峰所对应的压力为 + dp/dt$_{max}$,单位为 mmHg/s。

(2) - dp/dt$_{max}$ 的测定　从基线(零点)到负向波峰所对应的压力为 - dp/dt$_{max}$,单位为 mmHg/s。

图 3 - 6 是通过多道生理记录仪记录的大鼠左心室压力波形及微分波形(+ dp/dt$_{max}$、- dp/dt$_{max}$)。

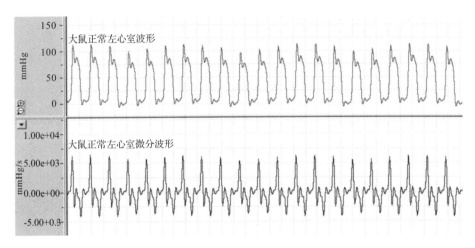

图 3 - 6 大鼠左心室压力及微分波形示意图

四、肺动脉收缩压和舒张压测定

1. 在记录肺动脉压力波形之前,首先对仪器进行定标,肺动脉压力定标时所给的标准压力为 40mmHg。

2. 肺动脉收缩压和舒张压的测定方法与颈动脉压力测定方法类似。

(1)肺动脉收缩压的测定 从基线(零点)到波峰所对应的压力为收缩压,单位为 mmHg。

(2)肺动脉舒张压的测定 从基线(零点)到波谷所对应的压力为舒张压,单位为 mmHg。

(3)肺动脉平均压力的计算方法 同平均动脉压的计算方法。图 3 - 7 是通过多道生理记录仪记录的大鼠肺动脉压波形示意图。

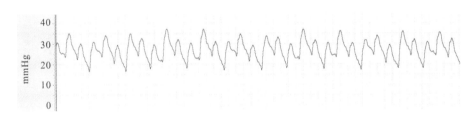

图 3 - 7 大鼠肺动脉压波形示意图

五、胸膜腔压力测定

安装好胸腔负压监测装置,将与三通活塞相连的 PVC 管从已暴露的被测动物右侧 4～5 肋间隙缓慢插入胸膜腔内,见到"U"型管液面有明显的随呼吸频率上下波动后,连同附近组织、皮肤一起固定,待呼吸平稳后直接从水检压计刻度上所读的数即为胸膜腔压力。

第二节　动物器官血流量测定

动物器官血流量的检测方法根据测定原理不同,主要有器官反射分光光度法、氢气清除法、电磁血流量计法、激光多普勒血流仪法、超声多普勒血流仪法、激光散斑成像法、磁共振成像法和同步辐射血管造影法等。现以常用的激光多普勒血流仪法和激光散斑成像法为例介绍。

一、激光多普勒血流仪法

1.**测定原理**　发射激光经探头中的发射光纤导入组织,大范围散射,部分被所研究的组织吸收。经流动的血细胞散射后的激光波长发生改变(即多普勒频移),而静态组织的散射光不发生频移。波长的这种数量和频率分布的变化与血细胞的数量和运动速率直接相关,而与运动方向无关。通过接收光纤,这些信息被记录并转换为电信号供分析(图3-8)。

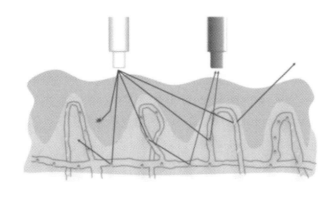

图3-8　激光多普勒血流仪测定原理

2.**器材与药品**　英国 MOOR 激光多普勒血流仪、血流仪探头、记录仪、恒温水浴锅、SD大鼠、常用手术器械、20%乌拉坦溶液。

3.**方法与步骤**

(1)测量前先对激光多普勒血流仪进行校准,每次测量前应对探头进行清洁、消毒、灭菌,检查探头是否牢固,根据实验需要选用大小适合的测量探头。

(2)皮肤微区血流量测量。首先备皮,消毒皮肤;放置探头,用双面胶或胶布固定探头或探头座,以探头接触皮肤但无压力为宜。注意不同部位的皮肤微区血流量差异较大,测量时最好固定于某一部位。

(3)肌肉组织血流量测量。将光导束测定端置于注射针头内形成针形探头,将针形探头经皮肤插入肌肉内,测量肌肉微区血流量。

(4)腹腔脏器血流量测量。常用于肝、胆、胰、脾、胃、肠和肾血流量的测定。测定时先通过手术暴露腹腔某一脏器,擦净脏器表面血迹及液体,将探头平放于脏器表面固定探头座,待血流稳定后测量腹腔脏器血流量。

(5)大鼠胃黏膜血流量测定。大鼠禁食 36h,自由饮水,用 20% 乌拉坦溶液行腹腔麻醉后,在剑突下正中切开腹腔,将胃轻轻从腹腔拉出,放于自制的胃固定台上,沿大弯侧将胃固定在台上,以隔离呼吸运动对胃的影响,在胃前壁剪开 0.5cm 切口,将血流仪探头插入切口内轻轻接触胃后壁黏膜,待血流稳定后开始测量。

(6)大鼠软脑膜血流量测定。用 20% 乌拉坦溶液行腹腔麻醉后,将大鼠以俯卧位固定于鼠台上,在头皮正中切开,暴露颅骨,用颅骨钻钻开颅骨制成 1~2cm 大小颅窗,轻轻分离硬脑膜,暴露软脑膜并擦干水分,将探头平放于软脑膜表面,固定探头座,待血流稳定后开始测量。

4.注意事项

(1)测量探头属易损件,应小心使用和保存,测量完毕应清洗干净并消毒。

(2)测量时应将皮肤或脏器表面血迹、水分擦干后,再放置探头,并固定。

二、激光散斑成像法

1.测定原理 当激光照射在粗糙的成像表面,入射的相干光被散射颗粒散射后,散射光经过随机干涉会形成明暗相间的图样,称为散斑图样。当散射颗粒运动时,散斑图样也会随之变化。散射颗粒运动速度快的区域,散斑的光强波动更迅速,散斑更加模糊。在激光散斑成像中,"衬比度"用于量化散斑时间积分后的模糊程度,定义为图像中散斑光强的标准差与均值之比。定性地讲,衬比度的平方与血流速度成反比。在研究脑缺血的基础病理学和评估新的治疗手段中,激光散斑成像法可以对缺血核心区、半暗带和正常组织区域在脑缺血前后的时空变化进行监测。由于生物组织是强散射介质,激光散斑成像只能实现浅表层的血流监测。

2.材料

(1)剃毛器,皮肤消毒用品。

(2)标准手术设备和显微设备。

(3)麻醉剂。

(4)激光散斑成像仪(图 3-9)。

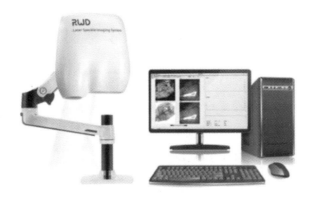

图 3 - 9　激光散斑成像仪

（5）生理盐水。

（6）反馈式恒温加热毯。

3. 步骤

（1）小鼠术前准备，麻醉、备皮、消毒等。

（2）将小鼠固定于脑立体定位仪上，腹下放置反馈式恒温加热毯，维持小鼠肛温37.5℃。

（3）沿小鼠头顶部正中央矢状线剪开其头部皮肤和浅筋膜，用棉签将颅骨涂上生理盐水。

（4）将激光散斑成像仪镜头对准小鼠头顶部，调整采集区域和焦距，点击记录（图 3 - 10）。

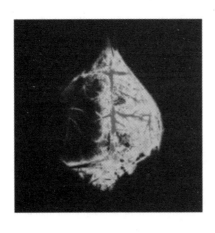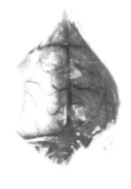

图 3 - 10　小鼠 MACO 模型脑血流图

第三节　动物血容量测定

动物血容量（blood volume，BV）测定，指动物全身有效循环血量测定，包括血浆容量（plasma volume，PV）和红细胞容量（red cell volume，RCV）测定。测定方法主要有染料稀释法和放射性核素标记法。放射性核素标记法包括用铬－51（^{51}Cr）、磷－32（^{32}P）、铁－59（^{59}Fe）以及锝－99m（^{99m}Tc）标记红细胞，测定红细胞容量；用碘－131（^{131}I）、碘－125（^{125}I）标记 IgG，测定血浆容量；还有用铟－113m（^{113m}In）－输铁蛋白分布空间测定血浆容量。现对放射性核素^{32}P标记红细胞法和染料稀释法介绍如下。

一、放射性核素^{32}P标记红细胞法

1. **测定原理**　将放射性核素^{32}P（$Na_2H^{32}PO_4$）加入血液中，在 38℃ 的温浴条件下保温，^{32}P可快速进入红细胞，1h 可进入 30%，2h 可进入 50%，但在 37℃ 时则不进入。^{32}P进入红细胞后迅速参与磷酸化反应，并且大部分与血红蛋白结合，在短时间内不易透过红细胞壁至血浆中。所以利用它来测定动物循环血量是比较准确的。这种被标记后含有^{32}P的红细胞，称为标记红细胞。将这种标记红细胞注入动物血液内，可根据它在血液内被稀释的程度来计算其血容量，又可根据血细胞比容，计算红细胞总量及血浆总量。假设放射性溶液的体积为V_1，比放射性为A_1，非放射性溶液的体积为V_2，比放射性为A_2。因混合前后的总放射性条件系保持恒定，则：$V_1A_1 = (V_1 + V_2)A_2$ 或 $V_2 = V_1(A_1/A_2 - 1)$，因此该式可简化为：$V_1A_1 = A_2V_2$ 或 $V_2 = V_1A_1/A_2$，根据此公式可计算出器官血流量。

2. **器材与药品**　实验动物、搪瓷盘、离心管、恒温水浴锅、电子天平、滴管、250ml 烧杯、25ml 量筒、吸管、5ml 注射器、容量瓶（10、50ml）、计数碟、计数器、钟罩计数管、秒表、$Na_2H^{32}PO_4$溶液、0.9% NaCl溶液、3.8% 枸橼酸钠溶液、0.02mol/L NaOH 溶液。

3. **方法与步骤**　实验动物可选用小鼠、大鼠、豚鼠、兔、猫、猪、猴。以家兔血容量测定为例。

（1）标记红细胞制备　由兔耳中央动脉取血 5ml（根据需要变更），放入预先加有 3.8% 枸橼酸钠溶液的离心管内，摇动防凝。加入放射性$Na_2H^{32}PO_4$溶液，内含^{32}P $7.4 \times 10^5 Bq$，用细玻璃棒轻轻搅匀，置 37℃ ～38℃ 恒温水浴锅中保温 1.5～2 h，（每隔 30min 摇匀 1 次）。取出离心管离心（3000r/min）5min，弃去上清液（倒入标有^{32}P废液的瓶中），加入 0.9% NaCl 溶液 3ml，用细玻璃棒搅 5min，弃去上清液，加入同体积的 0.9% NaCl 溶液，制备成 50% 标记红细胞混悬液（假定家兔的血浆：血细胞 =1）。

（2）注入标记红细胞与样品液的制备　称兔体重，正确吸取标记红细胞混悬液 2ml，由耳缘静脉注入兔体内。10min 后，从心脏或另一侧耳中央动脉抽血 3ml，注入 25ml 量筒内，

用 0.02mol/L NaOH 溶液破坏红细胞并稀释至 24.9ml,混匀,即为标记红细胞在动物体内经循环混匀后的样品液。

（3）标准液的制备　正确吸取 0.5ml 标记红细胞混悬液,将其置于100ml 容量瓶内,用0.02mol/L NaOH溶液破坏红细胞并稀释至 100ml,混匀,即为标准液。

（4）样品的计数测量　正确吸取上述已稀释的标准液及样品液各1ml,分别注入特制的玻璃计数碟中,以同样的条件放在钟罩计数管下计数,记录其结果。

（5）血容量计算　计算公式如下:

$$V_1 A_1 = A_2 V_2 \text{ 或 } V_2 = A_1 V_1 / A_2$$

式中 A_1 为注入标记红细胞的比放射性〔次/(min·ml)〕; A_2 为抽出血液的比放射性〔次/(min·ml)〕; V_1 为注入标记红细胞的体积(ml); V_2 为血容量(即非放射性溶液的体积)。红细胞总量和血浆总量的计算公式如下:

$$红细胞总量 = 血容量 \times 血红细胞比积$$
$$血浆总量 = 血容量 - 红细胞总量$$

二、染料稀释法

1. **测定原理**　将已知量的染料伊文斯蓝(T－1824)注入动物体内,测定血浆中伊文斯蓝的浓度,计算出血浆容量。

2. **器材与药品**　注射器(1ml、10ml)、魏氏比积管、肝素抗凝管、伊文斯蓝染料(精确称量伊文斯2g溶于500ml蒸馏水中,定量分装在安瓿瓶中,经高压灭菌储存待用)、肝素抗凝剂(配制 0.1% 的肝素钠溶液,每支试管加 0.1ml,置 80℃烘干,加塞备用,可抗凝 5~10ml 血液)。

3. **方法与步骤**

（1）按照 0.3mg/kg 的剂量通过动物股静脉注入伊文斯蓝溶液。

（2）另取一干燥空针经股静脉抽取动物血 5ml,放入肝素抗凝管中,注意避免溶血。

（3）反复抽出和注入 4 次,以使染料完全注入体内。

（4）注射染料 10min 后,立即从股静脉抽取血液 5ml 放入肝素抗凝管中轻轻摇匀。

（5）将两次抽出的血液用滴管慢慢放入魏氏管 10 标记处,置离心机内以 3000r/min 的速度离心,30min 后读出血细胞比容。

（6）从剩余血液中分离血浆,放入比色杯中。

（7）使用分光光度计或者多功能酶标仪,选取滤片波长 620nm 进行比色测定,以不含有染料血浆管为"0"点,读出含有染料血浆管光密度。

4. **标准曲线绘制**　每批染料均应绘制标准曲线。

（1）储存液每毫升 4mg,精确称取 400mg 伊文斯蓝溶于 100ml 蒸馏水中。

（2）精确量取储存液 0.5、1、1.5ml,分别放入 50ml 容量瓶中,加入蒸馏水至 50ml 刻度处,其浓度分别为 0.04、0.08、0.12mg/ml。

（3）抽取血液,分离血浆 10～15ml,注意不要发生溶血。

（4）取试管 3 支,于每支试管内加入血浆 1.8ml,再加入已稀释的染料溶液 0.2ml,混匀,此血浆样本每管含染料量为 0.004、0.008、0.012mg/ml。

（5）另取一支试管,量取血浆 1.8ml、生理盐水 0.2ml,混匀,在比色计滤片 620nm 上调"0"点,与上面三管比色,读出光密度。

（6）计算公式如下:

$$K = D/C$$

D 为光密度;C 为染料浓度(mg/ml)。

（7）以染料浓度(mg/ml)为横坐标,光密度为纵坐标画出直线。

5. 血容量计算

（1）循环血浆容量计算公式如下:

$$循环血浆量(ml) = \frac{注入染料(mg)}{染料(mg)/血浆(ml)}$$

注:①注入染料毫克数 = 染料溶液浓度×注入毫升数;②每毫升血浆中染料毫克数是由 D/K 计算而来的。

（2）由血浆容量和血细胞比容计算出全血容量,由于外周血细胞容量不能代表全身血细胞容量,因此以常数 0.92 校正。

$$总循环全血容量(ml) = \frac{血浆容量毫升数×100}{100 - 血细胞比容×0.92}$$

（3）由血浆容量和全血容量计算出血细胞容量。

6. 血细胞容量计算

$$血细胞容量(ml) = 全血容量(ml) - 血浆容量(ml)$$

例:将 21mg 染料注入体重为 70kg 的人体内,血浆染料浓度为 0.0075mg/ml,血细胞比容 43%。

（1）循环血浆容量 $= \dfrac{21}{0.0075} = 2800(ml)$

（2）校正循环全血容量 $= \dfrac{2800×100}{100 - 43×0.92} = 4632(ml)$

（3）校正了的循环血球容量 $= 4632 - 2800 = 1832(ml)$

第四节　动物心输出量测定

心输出量(cardiac output,CO)指心脏每分钟射出的血量,是衡量心功能的重要指标,可及时反映心血管系统状态并指导治疗。目前,随着科技的发展,CO 测定方式从单次测量发展到连续测量,测定结果从不精确发展到相对精确,技术操作性也从有创发展到微创和无创。有创测定方法有直接 Fick 法、染料稀释法、热稀释法、放射性微球法、动脉脉搏法和压力容积导管检测法等;无创测定法有生物阻抗法、超声心动图法和部分 CO_2 重复吸入法。

一、有创测定法

(一)直接 Fick 法

$$Q = \frac{VO_2}{CaO_2 - CvO_2}$$

Q 为心输出量(L/min)。

VO_2 为氧耗量(ml/min),是由测定单位时间(至少 1min)吸入气氧量与呼出气氧量之差得出的,公式如下:

VO_2(ml/min)= 吸入气氧浓度 × 吸入气量 − 呼出气氧浓度 × 呼出气量

CaO_2、CvO_2 分别为动脉血氧含量和混合静脉血氧含量(ml/L)。后者必须通过肺动脉导管获得。

直接 Fick 法测定结果准确,但操作困难,所以很少应用。

(二)染料稀释法

该法是将一定量不易透出毛细血管的无毒性染料迅速注入静脉,测出一定时间内染料在血液中的浓度变化曲线,据此推算出心输出量,计算公式如下:

$$Q = \frac{60I}{C \cdot t}$$

I 为注入的染料剂量(mg)。

t 为检测部位的染料从出现到消失的时间(s)。

C 为 t 段时间内染料平均浓度(mg/L)。

一般用蓝色或绿色染料。因蓝色染料吸光的光谱范围与还原血红蛋白的相近,测定时受血氧饱和度影响,已很少采用。心脏绿(indocyanine green)排泄快、不使皮肤黏膜染色、可反复多次注射、不受血氧饱和度影响,故被广泛采用。以前是间断取静脉血用分光光度计、光密度计或血池血氧计测定血中染料浓度,再画出曲线,最后根据曲线计算平均浓度。目前用连续抽血并连续测定血中染料浓度的方法,使血液不断流经小的血池,用血池光密度计或血氧计连续测定并记录其所含染料的浓度变化曲线;或用耳血氧计连续测定并记录耳壳动脉血中染料浓度的变化,不需取血。智能化仪器可直接算出结果。用此法记录的曲线计算出的是心脏排血浆量,要将其乘以 100/(100 − 血细胞比容)转换为心输出量。

该法的优点是:不必进行心脏插管和动脉穿刺,只需静脉取血,甚至不取血;用本法算出的心输出量较准确,与直接 Fick 氏法大致相等,故早已在临床上应用。

(三)热稀释法

在原理和应用上,该技术和使用光敏器件检测染料指示剂相似。方法是把含有一定热量的液体(一般是将 10ml、0℃、5% 的葡萄糖)注入上腔静脉或右心房,经右心房和右心室与血液混合后,在肺动脉处由导管热敏电阻感知血液温度的变化,再通过带电子计算机的热稀释记录仪将信号加以放大,计算和记录,在 30s 内便可自动以数字的形式显示心输出量,并同时记录曲线,进行参照。应用曲线计算心输出量的公式如下:

$$Q = \frac{m(Tb - Ti)}{\int \infty \triangle Tbdt} \cdot \frac{Si \cdot Ci \cdot 60}{SbCb}$$

m 为注入的指示剂容量(ml)。

Tb 和 Ti、Sb 和 Si 以及 C_b 和 C_i 分别为血液和注入物的温度、比重和比热。

△Tb 为血液的温度变化。

该方法的优点是:①能迅速测知心输出量,并可重复测量;②这种指示剂无毒性,对血流动力学无显著影响;③它在身体组织中充分弥散,无染料指示剂再循环现象。

缺点是:①需要插入心导管;②Swan - Ganz 导管价格昂贵;③注入的指示剂在通过导管、心室和血管壁时有温升,须进行校正。

(四)放射性微球法

1. 测定原理 将已知量放射活性微球、碳化微球或生物性微球(如 ^{51}Cr 或 ^{99m}Tc 标记的蛙红细胞)快速注入左心室,测定外周动脉血流内的放射活性。由于微球直径为 15 ~ 50μm,经一次循环即可全部固定在全身器官内,微球流入每个器官的量(用放射活性表示)与该器官血流量成正比,放射活性在血液中消失的速度与血流量成正比。因此用一定速度抽取动脉血样本(参考血样本 RS),根据公式计算心输出量(CO)和器官血流量(LBF)。计算公式如下:

(1)CO(ml · min^{-1}) = RS 流率(ml · min^{-1}) × $\frac{\text{注入左心室总放射活性(min}^{-1})}{\text{RS 放射活性(min}^{-1})}$

(2)每搏量(SV)(ml · 次$^{-1}$) = CO(ml · min^{-1})/HR(次 · min^{-1})

(3)器官血流量占心输出量的百分率(Q%) = $\frac{\text{器官放射活性(min}^{-1})}{\text{注入左室总放射活性(min}^{-1})}$ × 100%

(4)LBF(ml · min^{-1} · g^{-1}) = RS 流率(ml · min^{-1}) × $\frac{\text{器官放射活性(min}^{-1})}{\text{RS 放射活性(min}^{-1})}$/器官重量(g)

2. 方法与步骤　下面介绍用 ^{99m}Tc 标记蟾蜍红细胞(RBC)测定大鼠 CO 和 LBF 的具体方法。

(1)制备机械抗凝血　蟾蜍去脊髓后,自心脏取血 2 ~ 3ml,立即置于含有 10 ~ 15 粒小玻璃球的玻璃皿内,往返摇动 20min,然后取出玻璃球及纤维蛋白丝,制成机械抗凝血。此法可去除全部纤维蛋白和血小板,以及 50% 的白细胞。

(2)固定与标记　取机械抗凝血 20μl(约 800 × 10⁴RBC)置于小试管,用蛙生理盐水(0.65%)4ml 洗涤 1 ~ 2 次,然后用 10% 福尔马林 4ml 固定过夜。将固定后的蟾蜍红细胞用蛙生理盐水洗涤 1 次,加入 0.1% SnCl₂ 溶液 0.5ml,混匀静置 5 ~ 10min,离心(3000r/min,10min)去除上清液,然后将 RBC 重新悬浮于蛙生理盐水(0.5ml)内,并立即加入 ^{99m}Tc 0.5 ~ 1ml,在室温标记 15min,用蛙生理盐水反复洗涤,直至上清液内的放射活性低于总放射活性的 2% (总放射活性约 700 × 10⁴min⁻¹/80 × 10⁴RBC)。最后将 ^{99m}Tc - RBC 悬浮于 1ml 蛙生理盐水内,并以 0.05 ~ 0.1ml 稀释成 1ml 备用〔含 ^{99m}Tc - RBC(20 ~ 30) × 10⁴,放射活性为(2000 ~ 3000) × 10⁴min⁻¹〕。

(3)测定步骤　大鼠称重,以 14% 乌拉坦溶液行腹腔麻醉(1ml/100g),使用仰卧位固定于鼠台。插入左心室导管以备描记左心室内压和注射生物微球;股动脉插管以备收集 RS,收集速率为(0.94 ± 0.01)ml/min。RS 收集完成后,将大鼠立即处死,分别摘取心、肺、脑、肝、脾、胃、大肠、小肠、肠系膜、肾、肾上腺以及腹部皮肤、前肢肌、膈肌和肋间肌各 1g 左右。注入左心室的总放射活性,RS 放射活性以及各脏器、组织的放射活性,均用 JHS - 7 型 γ 闪烁探头和 FH - 408 自动定标仪(北京核仪器厂)测定,从左心室注射开始到所有脏器组织放射活性测定结束不超过 40min。然后,按上述公式计算 CO 和 LBF。

(五)压力容积导管检测法

1. 器材与药品　PowerLab 多道生理记录仪、Millar 压力容积导管(SPR - 839)、14% 乌拉坦溶液、小鼠固定板、手术器械、20% NaCl 溶液。

2. 方法与步骤

(1)小鼠麻醉。14% 乌拉坦溶液腹腔注射,然后仰卧固定小鼠,颈部备皮,消毒。

(2)压力容积导管在 37℃ 水中预热 30min,然后进行压力定标。

(3)颈部正中做一 1 ~ 2cm 的切口,钝性分离左侧颈总动脉,用丝线结扎远心端,动脉夹夹闭近心端,剪口,迅速插入 Millar 压力容积导管,松开动脉夹,将导管插至左心室,连接多道生理记录仪,调节导管位置,记录小鼠的一段稳定的左心室 P - V 波形。分离右侧颈外静脉,用微量注射器通过颈外静脉注射 20% NaCl 溶液 7μl,记录 P - V 波形,重复 3 次,待波形稳定后,做腹部正中切口,分离下腔静脉后快速压闭下腔静脉(减少回心血量,暂时降低左心室前负荷),记录 P - V 波形。

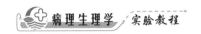

（4）腹主动脉采血,抗凝。使用全血进行容积定标。

（5）选取稳定的压力波形（至少含 3 个连续的 P - V 环,图 3 - 11）,通过工具栏导出稳定状态下和改变前负荷时的 CO 数值。

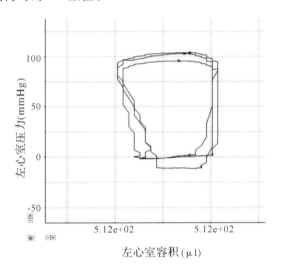

图 3 - 11　小鼠左心室 P - V 环

二、无创测定法

（一）心阻抗法

心阻抗法是一种非损伤性检测 CO 的方法,心阻抗法一般采用 Kubicek 的四电极法。方法是将一微弱的恒流高频电流（50 ~ 100kHz）加在电极 E1 和 E4 上,再从 E2 和 E3 检出两极间胸腔的阻抗。心脏射出的血量变化是影响这一部位阻抗变化的主要因素,因此,它可以反映心脏的功能。测定时用四条带状电极围于颈部及剑突处,外侧两条电极（电流电极）间加一个恒电流高频信号（30 ~ 120kHz,0.35 ~ 6mA）,由于心脏射血,内侧电极（测量电极）可得到一个伴随胸部阻抗变化的电压信号。经放大、调节后分别输出胸部总阻抗 Z0 及变化阻抗△Z 波,为获得心脏射血期阻抗变化率,将△Z 微分得出 dz/dt 波,进行参数测量。根据 Kubicek 公式计算每搏量（SV）,乘心率（HR）即得 CO。

（二）超声心动图法

目前超声心动图已被应用于羊、犬、兔、大鼠、小鼠等心输出量的测定,不同动物的操作方法基本是一致的,故本文以小鼠为例介绍用超声心动图测定心输出量的方法。

1. 器材与药品　小动物超声成像系统（中国飞依诺 VINNO）、23MHz 的扫描探头、呼吸麻醉机、手术器械、动物固定架、耦合剂、异氟烷、生理盐水、脱毛膏。

2. 方法与步骤

（1）麻醉　使用气体麻醉（气体流量保持在 300 ~ 500ml/min,异氟烷浓度维持在 1% ~

1.5%）。

（2）备皮 小鼠麻醉后，取水平仰卧位（亦有取水平俯卧位者）固定，用脱毛膏对左胸前区脱毛，涂适量耦合剂，探头放置力度适当。

（3）测量方法 ①将探头垂直于小鼠左胸壁，并与胸骨成10°~30°，显示心脏沿二尖瓣口—心尖方向的左心室长轴像，包括左心室、左心房、主动脉、左心室前壁，有时还可包括一部分右心室；②将探头转动90°，以显示垂直于左心室长轴的左心室短轴像，为心脏在不同水平的环形切面；③在左心室长轴像引导下，选取左心室内径最大处（即乳头肌水平）显示M型图像（图3-12），以测量左心室内径及室壁厚度；④血流多普勒检测：在左心室长轴像上检测主动脉瓣血流，在肺动脉水平的左心室短轴像（大血管短轴）上检测肺动脉血流；⑤将探头移至剑突下，稍向前倾斜以获得心尖四腔像（图像上包括左心房、左心室、右心房、右心室）；⑥二尖瓣检测血流多普勒取样容积设置于各瓣瓣尖部位显示血流多普勒频谱，其矫正角度为0°，保证取样容积最小，峰值血流速度最大，频谱图像为层流图像（图3-13）。

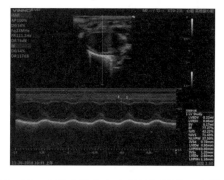 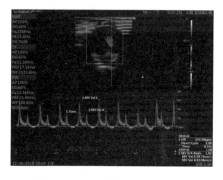

图3-12 小鼠心脏左心室长轴切面的M型图像　　图3-13 小鼠心脏二尖瓣血流

（4）参数测算 以连续测量5个心动周期的平均值作为最后的检测数据，由清晰的M型图像测量以下4个参数：PWT（左心室后壁厚度）、ANT（前壁厚度）、LVEDD（左心室舒张末内径）、LVESD（收缩末内径）。

①LVEDV（左室舒张末容积）=（LVEDD）^{3}

②LVM〔左室质量（g）〕=1.04〔ANT + LVEDD + PWT〕^{3} －（LVEDD）^{3}

ANT与PWT分别为舒张末左室前壁与左心室后壁的厚度（cm），1.05为心肌的比重；每搏量 = LVEDV － LVESV；左室射血分数（EF）= 每搏量（SV）/LVEDV =（Vd － Vs）/Vd；心输出量 CO = SV × HR，CI = CO/BA，与射血分数呈线性关系，短轴收缩率 =〔（LVEDD － LVESD）/LVEDD〕×100%。

3.注意事项 ①超声心动图法是在二维图像上测定内径，然后根据公式推导得出其容积值（V），测量的位置不同，得出的容积也不同，存在较大的"观察者内"和"观察者间"

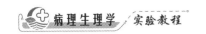

的变异,易造成人为误差;②由于假定室腔为椭圆状,因此如室腔不规则则不能用此方法。

第五节　动物呼吸测量

一、呼吸测量的描记方法

教学实验中常用的描记方法有人工记录法、呼吸围带描记法、气管插管描记法、鼻插管描记法和生理记录仪描记法等。

1.**呼吸围带描记法**　将呼吸围带固定于动物胸部,通过橡皮管与马利气鼓连接,当动物呼吸时,呼吸围带内的气体经橡皮管传至马利气鼓,使鼓上的橡皮膜随之上下振动,再借描笔描记在记纹鼓纸上。

2.**气管插管描记法**　将动物仰卧位固定于实验台上,局部或全身麻醉后沿颈部中线切开皮肤,剥离气管,在气管背面置一段缝合线,然后在气管腹面剪一"T"形口,向切口内插入管径适合的气管导管,结扎缝合线固定导管,然后用橡皮管将气管导管与马利气鼓连接,借描笔描记在记纹鼓纸上,见图3－14。

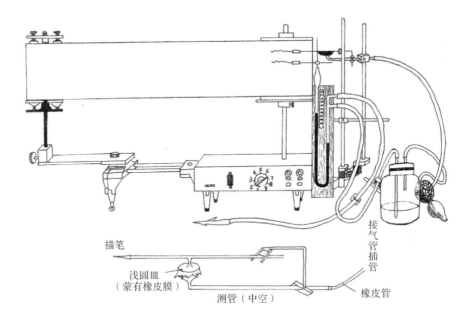

图3－14　记纹鼓(上图)和马利气鼓(下图)示意图

3.**鼻插管描记法**　将大小适宜的橡皮管插入动物的一侧鼻孔,并与马利气鼓连接。气鼓的橡皮膜会随动物呼吸而上下振动,带动描笔描记在记纹鼓纸上。

4.**生理记录仪描记法**　首先,通过家兔耳缘静脉注射20%乌拉坦溶液(5ml/kg),待麻醉后,将其仰卧位固定于兔手术台上,然后在剑突下方沿腹白线做2cm左右切口,用弯针在兔的剑突上穿一条线并固定,此线的另一端接张力换能器的敏感梁,张力换能器接多道生理记录仪(图3-15)。调节剑突与张力换能器敏感梁之间的距离,使张力适中,描记一段正常的血压呼吸曲线,用听诊器在右侧胸壁上听取呼吸音。

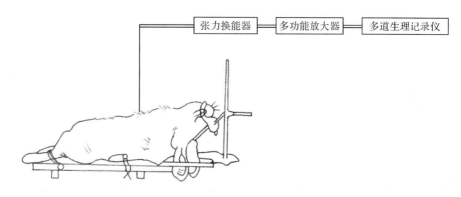

图3-15 生理记录仪的连接方法示意图

5.**气流传感器法** 将Y型气管导管的一侧外管与气流传感器相连接,输入多道生理记录仪(或生物信号采集系统)描记呼吸。

二、注意事项

1.采用生理记录仪描记法,用弯针穿刺时不要插得过猛过深,以免刺激肺组织和血管而形成气胸和血胸。

2.剑突与张力换能器之间的距离要适中。

第六节 动物心电图与脑电图测量

一、实验动物心电图的测量

(一)心电图检测的基本方法

1.**操作步骤** 描记心电图可用心电图机,也可用多道生理记录仪,两者的基本原理和方法相同,首先应按仪器说明书提供的方法安装、使用仪器。操作步骤如下:

(1)接通电源前,各控制键应拨至规定位置。

(2)预热后开始工作,调节基线,使描记笔位于记录纸中间位置。

(3)定标。重复按压1mV电压按钮,调节灵敏度放大按钮,使定标波幅10mm=1mV,即可记录各导联的波形。

(4)安装导联线。将导联线各插头和实验动物上相对应的电极板连接。导联线插头有5种颜色,分别为:

①RA——红:右手(右前肢)。

②LA——黄:左手(左前肢)。

③LL——绿或蓝:左腿(左后肢)。

④RL——黑:右腿(右后肢)。

⑤C——白:胸导联。

心电图导联分标准导联(Ⅰ、Ⅱ、Ⅲ)、加压肢体导联(aVR、aVL、aVF)和胸前导联(C₁~C₅)。病理生理学教学实验中,常用标准Ⅱ导联监测心率,一般连续测量 3~5 个 R-R 间期,求平均值,再换算为每分钟心跳次数(次/分)。

2.观察与记录 待各导联线接好后,首先将"准备"按钮揿下,然后转动导联选择开关至所需导联,再揿下"观察"按钮,可见描笔摆动。调正描记位置后,按"记录"按钮,走纸记录 3~5 个波后使仪器恢复到准备状态,再进行下一次记录。

(二)实验动物心电图检测方法

在动物进化过程中,虽然其心脏的结构和功能不断变化并逐渐完善,但心肌细胞的基本电活动却大同小异,整个心脏的综合电变化可以通过心脏周围的导电组织传导到体表,可用心电图机记录,动物的心电图与人的心电图基本相似,包括 P 波、QRS 波群和 T 波。但在某些动物心电图的 QRS 波群中,Q 波较小或没有。例如,在变温动物中,心率受温度和其他因素的影响较大。

1.器材与药品 心电图机或多道生理记录仪、针形电极、动物固定装置、手术器械、20% 乌拉坦。

2.方法与步骤 可选用家兔、犬、猫、豚鼠、大鼠、小鼠等,以下以家兔为例。

(1)麻醉 用 20% 乌拉坦按 5ml/kg 静脉麻醉。

(2)固定 待家兔彻底麻醉后,将其以仰卧位固定。

(3)导联连接的方法与电极的安装

①导联连接的方法取决于需要。虽然家兔心电图自身变异性较大,但同一动物标准Ⅱ导联的波形比较恒定和显著,所以在开胸和做用药前后比较时多采用肢体导联记录,进行指标分析。电极通常用针形电极,因其插入皮下比较方便,如用平板电极,则需要剪毛或用硫化钠脱毛并涂导电膏。采用心电图机描记测量时,须安装导联线,即红色为右前肢,黄色为左前肢,黑色为右后肢,蓝色为左后脚,白色为心前区导联。若使用多道生理记录仪、电子示波器、电脑进行描记记录,此时扫描速度可根据心率的快慢选定,导联选择为标准肢体Ⅱ导联,将两条导联线连接于示波器输入端或电脑 A/D 输入端口显示器上即可显示出该导联的心电图波形。

②电极安装。前肢两针形电极分别插入相当于人肘关节上部的前壁皮下,后肢两针

形电极分别插入相当于人膝关节上部的大腿皮下,针形电极插入左后肢皮下。

（4）心电图的记录与测量

①将仪器预热 5min,调整灵敏度增益控制旋钮,校正定标电压（按"1mV"按钮使描记笔振幅摆动 10mm 为止）。测量过程中若需要再更换导联,就可不用再校正定标电压。走低速度通常选 25mm/s。

②将"准备"按钮按下后,转动导联选择形式至所需导联（一般用标准Ⅱ导联或心前区导联）。稍等片刻,再按下"观察"开关,当描记笔位于正中时按下"记录"按钮,即开始记录波形。

③记录完毕,取下针形电极,将心电图机面板上各控制钮复位后关机,切断电源后,对心电图进行测量、计算与分析。最后填写好心电图检查报告表。

（5）不同动物心电图特点　见图 3-16、图 3-17、表 3-2 和附录中的附表 2-7。

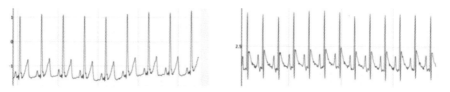

图 3-16　犬正常心电图　　　　　　　图 3-17　大鼠正常心电图

表 3-2　不同动物心电图特点比较

动物类型	家兔	家犬	大鼠
心率	160～330 次/min	100～240 次/min	平均 300 次/min 左右
P 波	在Ⅱ、Ⅲ、aVF 导联全部直立,在 aVR 导联全部倒置	Ⅱ导联正向直立;Ⅰ、Ⅲ导联的偶倒置;aVR 导联的 P 波方向倒置	电压较低,Ⅰ、Ⅱ导联的 P 波直立,Ⅲ导联中能出现直立或倒立
P-R 间期	一般在 0.06～0.08s,不超过 0.10s	波动于 0.07～0.11s,均值为 0.089s	
QRS 波	Ⅰ导联无 S 波;Ⅱ导联 R 波最明显,偶见 S 波;Ⅲ及 aVR 导联有 S 波	波动于 0.04～0.06s,平均为 0.0475s	一般是简单的 R 波,持续约为 0.02～0.06s,与心率无关
ST 段	有明显的 ST 段,一般偏移较少,不超过 1mm	有 ST 段移位的占 10%,下降不超过 1mm,上抬也不超过 1mm	豚鼠有明显的 ST 段,大鼠 ST 段极不明显,随心率减慢而相应延时
Q-T 间期	以Ⅱ导联为准,其 Q-T 间期为 0.144s±0.00384s(2S.E)	波动于 0.16～0.20s,平均 0.175s	

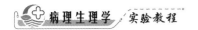

二、兔大脑皮层诱发电位检测方法

1. 测定原理 大脑皮层的诱发电位指感觉传入系统受到刺激时,在皮层某一局限区域引出的电位变化。在无明显刺激的情况下,大脑皮层经常性地产生节律性电变化,称为自发脑电活动。由于诱发电位时常出现在自发脑电波的背景上,因此,使用深度麻醉可压抑自发脑电并突出诱发电位。此外,也可用计算机进行叠加平均计算,从而将埋藏于自发脑电背景噪音中的诱发电位突出出来。

2. 器材与药品 计算机生物信号采集、分析处理系统、哺乳动物手术器械 1 套、脑立体定位仪、皮层引导电极、电极操纵器、人工呼吸机、保护电极、咬骨钳、牙钻、骨蜡、止血海绵、棉花、纱布、液体石蜡、温热生理盐水、1% 戊巴比妥钠溶液。

3. 方法与步骤

(1)用 20% 乌拉坦以 5ml/kg 的剂量,由家兔耳缘静脉注入麻醉,麻醉深度以家兔呼吸维持在 20~24 次/min,自发脑电波尽可能被阻滞为准。

(2)家兔以仰卧位固定于手术台上,在颈部正中做切口,行气管插管。

(3)在家兔大腿背侧中部纵行切开皮肤,用止血钳钝性分离二头肌与半腱肌,在深部找到粗大、白色的坐骨神经。固定保护电极于坐骨神经上,覆盖 38℃ 液体石蜡纱条,用止血钳夹闭切口皮肤。

(4)将兔头固定于立体定位上,在头顶部沿正中线切开皮肤,暴露颅骨,用刀柄钝性分离骨膜,清楚暴露骨线。在刺激肢体的对侧开颅。开颅范围:矢状缝旁开 1~8mm,冠状缝前后各 5mm。用骨钻、骨钳打开颅骨。骨缝出血可用骨蜡封闭。剪开脑膜,滴一滴液体石蜡,保护皮层。

(5)将引导电极(银球电极)置于矢状缝旁开 2~4mm、人字缝尖前 10mm 处。电极操纵器在该点周围移动引导电极,寻找能引出最大幅度诱发电位的中心点。电极尾端连接信号处理系统的输入端,参考电极夹在头皮切口边缘上,地线与动物后肢皮肤相连,使动物接地,见图 3-18。

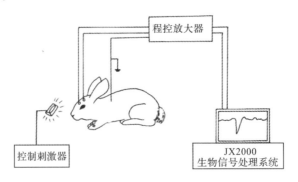

图 3-18 兔大脑皮层诱发电位检测实验装置

（6）测量与记录。①以单脉冲电刺激作用于坐骨神经触发诱发电位,刺激时逐渐增加刺激强度(以刺激坐骨神经时能引起该侧后肢轻轻抖动为宜),观察是否有诱发电位。同时可移动引导电极的位置,寻找较大、恒定的诱发电位的区域。诱发电位前面为刺激伪迹,根据刺激伪迹的位置,可以测量出诱发电位的潜伏期。②以 1Hz 重复脉冲刺激坐骨神经,观察是否出现诱发电位,其波形如何。逐渐增加刺激频率直到 10Hz,观察反应情况。③给家兔注射三碘季胺酚(2~3mg/kg)并进行人工呼吸,在固定头部的皮肤处可用 1% 普鲁卡因做浸润麻醉,待动物出现活跃的自发脑电后,给坐骨神经重复脉冲刺激,在相应皮质区诱导诱发电位并叠加,直到显现出清晰的诱发电位为止。将所得图像与深度麻醉下的诱发电位进行比较。

4.注意事项

（1）移动引导电极时,须先提起电极,然后再更换位置。

（2）仪器连接地线,避免干扰。

第七节　动物尿量测量

一、实验动物

家兔,体重 3~5kg,雌雄不拘。

二、器材与药品

实验动物常用手术器械、兔手术台、气管导管、(动、静脉)导管、PE-10 输尿管导管、压力换能器、多道生理记录仪、20% 乌拉坦溶液、0.1% 肝素生理盐水、50% 葡萄糖溶液、0.0006mol/L 去甲肾上腺素、呋塞米、生理盐水。

三、方法与步骤

1.将 20% 乌拉坦溶液(5ml/kg)沿耳缘静脉注入,待麻醉后,以仰卧位固定于手术台上。

2.颈部备皮,切开颈部皮肤,分离气管并做气管插管。

3.分离左侧颈总动脉,做动脉插管记录血压;分离一侧股动、静脉分别插管备用。

4.输尿管插管。在耻骨联合上缘沿正中线向上做 2~3cm 长的纵形皮肤切口,沿腹白线切开腹腔,将膀胱慢慢移出体外,暴露膀胱三角区,将两侧输尿管与周围组织轻轻分离。结扎近膀胱端输尿管,在结扎处头端剪一斜切口,把充满生理盐水的 PE-10 输尿管导管向肾脏方向插入输尿管内,并穿线结扎固定(图 3-19)。用相同的方法把另一支 PE-10 输尿管导管插入另一侧输尿管内,并结扎固定,把 PE-10 输尿管导管另一端插入尿液收集管内记录尿量。

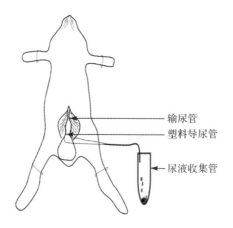

图 3 - 19　家兔尿量测定

5.观察并记录正常血压及尿量,以及给药后的尿量变化。

四、注意事项

1.钝性分离输尿管时不要损伤血管,不能过度牵拉输尿管,以免输尿管挛缩导致不能导出尿液,必要时可局部敷用盐酸利多卡因注射液。

2.输尿管插管时应避免来回插拔,以免造成输尿管内膜损伤和插入夹层。

3.手术完毕用温生理盐水纱布覆盖切口处。

4.输尿管导管内应先充满生理盐水,不能有气泡,不能扭曲,以免导尿不畅。

第八节　血红蛋白测定

血红蛋白(Hb)测定是临床检验中最常用的实验项目之一,检测 Hb 的方法有定性和定量检测。定性检测的方法主要是硫酸铜比重目测法,该法检测快速、观察方便且价格低廉,但该法为定性试验,在临界值判断上稍显薄弱。定量检测的方法主要有氰化高铁血红蛋白(HiCN)比色法、十二烷基硫酸钠血红蛋白(SDS - Hb)测定法、碱羟血红蛋白(AHD575)测定法、叠氮高铁血红蛋白(HiN3)测定法、溴代十六烷基三甲胺(CTAB)血红蛋白测定法以及干化学法。

一、Hb 定量检测方法的原理

1.**氰化高铁血红蛋白(HiCN)比色法的原理**　血液中除硫化血红蛋白(SHb)外的各种血红蛋白均可被高铁氰化钾氧化为 Hi,再和 CN - 结合生成稳定的棕红色复合物氰化高铁血红蛋白。HiCN 最大吸收波峰为 540nm,波谷为 504nm。HiCN 在 540nm 处的吸光度与溶液中的浓度成正比,根据测得的吸光度可求得待测标本的血红蛋白浓度。此法具有操作简单、显色快、结果稳定可靠等优点,为国际血液学标准化委员会(ICSH)推荐的国际标准参考方法。但氰化钾有剧毒,需要严格管理。

2. 十二烷基硫酸钠血红蛋白(SDS - Hb)测定法的原理　血液中除硫化血红蛋白(SHb)外的各种血红蛋白均可与低浓度 SDS 作用,生成棕红色化合物 SDS - Hb,其吸收波峰为 538nm,波谷为 500nm。本法具有操作简单、显色稳定、试剂无毒、结果准确、重复性好的优点。

3. 碱羟血红蛋白(AHD575)测定法的原理　检出波长为 575nm,试剂不含毒性,呈色稳定、准确性与精确性较高。但不便于自动检测,HbF 不能转化。血液分析仪和血红蛋白分析仪多采用 540nm 左右范围的滤光板。该法仪器使用受限。

4. 叠氮高铁血红蛋白(HiN$_3$)测定法的原理　最大吸收峰为 542nm,显色快而稳定、准确度、精密度较高。但试剂有毒,HbCO 转化慢。

5. 溴代十六烷基三甲胺(CTAB)血红蛋白测定法的原理　溶血性强且不破坏白细胞,适于血液分析仪检测,但精密度和准确度略低。

6. 干化学法测定血红蛋白的原理　待测全血加到血红蛋白试纸条的加样区后,在反应膜上迅速扩散,红细胞被固化在反应膜上的溶胞剂溶解,释放出血红蛋白。释放的血红蛋白在 NaNO$_2$ 的作用下,转化成高铁血红蛋白,在反应膜上产生颜色变化(图 3 - 20)。

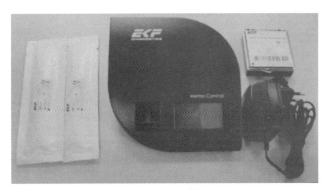

图 3 - 20　便携式血红蛋白仪测定仪

二、Hb 定量检测的方法与步骤

以 HiCN 比色法和干化学法为例。

1. HiCN 比色法

(1)仪器　Hb - 1002 型血红蛋白测定仪　　　　上海粤海惠民科学仪器有限公司

(2)试剂　血红蛋白测定试剂盒(HiCN 法)　　上海伊华医学科技有限公司

　　　　　氰化高铁血红蛋白参比液　　　　　　上海伊华医学科技有限公司

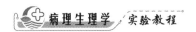

（3）方法步骤

①打开仪器预热 30min，用文齐氏液对仪器进行调零。

②使用"氰化高铁血红蛋白参比液"（浓度：50、100、150、200g/L）校正仪器待用。

③试剂配制。取"血红蛋白测定试剂盒（HiCN 法）"中的文齐氏液 25ml、Triton X – 100 5ml，加蒸馏水定容至 2500ml，混匀，置棕色瓶内贮存。

（4）取新鲜全血 20μl，加入文齐氏液 5ml，混匀，静置 5min，轻轻混匀后检测。注意要做复孔，仪器显示的数字即为血红蛋白浓度。

2. 干化学法　方法步骤如下：

（1）开机。

（2）定标。

（3）先将试纸条随筒携带的 Code Chip 插入仪器的 Code Chip 插孔内，分析仪开机出现待测界面后，核对屏幕上显示的 Code Chip 编号与试剂筒上的 Code Chip 编号是否相符。插入一根试纸条，待屏幕上出现血滴图标时方可加样。待测血液标本充分混匀，使用微量毛细吸管吸取 10μl 血液滴加到试纸条加样区中央，仪器自动检测，在 15s 内显示血红蛋白的检测值。

（徐　刚）

第四章　病理生理学常用实验动物模型及其制作方法

实验一　家兔实验性肺水肿

一、实验性肾上腺素肺水肿模型

【实验目的】

1. 复制家兔实验性肾上腺素肺水肿模型。

2. 观察家兔在肺水肿形成过程中的各种表现,分析实验性肾上腺素肺水肿可能的发生机制。

【实验设计原理】

肺水肿指过多的液体积聚在肺间质和(或)溢入肺泡腔内的病理过程。正常肺组织具有较强的抗水特性,肺间质液的回收明显大于流出,从而保证了肺泡的相对"干燥"和正常功能。而在病理情况下,如体循环血液大量转入肺循环促使肺毛细血管内流体静压大幅度升高,肺毛细血管有效滤过压升高,肺组织液生成大于回流,大量积聚在肺间质或(和)溢入肺泡腔则形成肺水肿。按照其发展的顺序和程度,分别称为间质性肺水肿和肺泡性肺水肿。

本实验主要是在快速、大量输入等渗液体的基础上,静脉注射肾上腺素造成动物肺水肿。大量输液可引起血容量增加、血液稀释,导致毛细血管内流体静压升高,血浆胶体渗透压降低;而静脉推注肾上腺素后,它通过作用于 α 受体引起体循环的外周血管(皮肤、黏膜及内脏等)广泛收缩,但它对肺血管收缩作用甚弱,且由于肺循环具有低阻低压的特点,导致血液大量进入肺循环,肺血容量增加,使肺毛细血管流体静压升高,同时肺血容量增加引起血管被动性扩张,可使肺毛细血管内皮细胞的间隙增大,导致血管通透性增高,促使组织液生成增多,形成水肿。

【实验动物】

家兔,体重 2~3kg,雌雄不拘。

【实验器材与药品】

1. **器材**　兔手术台、实验动物常用手术器械 1 套、Y 型气管导管、橡皮管、弯针、纱布、棉线、注射器(1ml、5ml、20ml)各 1 套、小橡皮块、听诊器、滤纸、婴儿秤、药物天平、动脉夹、动脉导管、静脉导管和输液装置、张力换能器、多道生理记录仪、中心静脉压检测装置。

2. 试剂和药品 25%乌拉坦、1%普鲁卡因、0.9%生理盐水、0.3%肝素钠溶液、0.1%肾上腺素溶液。

【观察指标】

1. 观察呼吸频率变化,胸部听诊有无湿啰音,气管导管内有无泡沫样液体流出。

2. 解剖后观察肺体积大小、颜色、边缘、质地、切面的变化,有无泡沫样液体流出。

3. 称量肺重量、体重,计算肺系数。

【方法与步骤】

1. 手术准备

(1)动物称重、麻醉 家兔1只,称重后在家兔耳缘静脉注射25%乌拉坦(5ml/kg)麻醉,以背位固定于兔手术台上,剪去颈部手术区被毛,用1%普鲁卡因做浸润麻醉,耳缘静脉输入0.3%肝素钠溶液(2ml/kg)使动物全身肝素化。

(2)气管插管 沿颈部正中线切开皮肤,切口长约4~5cm,逐层钝性分离结缔组织和肌层,分离气管,穿两条线备用。在气管3~4软骨环处剪一倒T形切口,插入气管导管,用线结扎固定。

(3)动、静脉插管 钝性分离右侧颈外静脉,结扎远心端,在远心端靠近结扎处剪一V字形小口,朝近心端方向插入带有三通活塞的动脉导管(导管内预先充满0.3%肝素钠溶液),结扎固定后,将三通的一个端口与输液装置相连,并试行滴注,通畅后暂停输液,另一个端口连接中心静脉压检测装置,记录中心静脉压;钝性分离左侧颈总动脉,结扎远心端,用动脉夹夹闭近心端,在远心端靠近结扎处剪一V字形小口,朝近心端方向插入带有三通活塞的动脉导管(导管内充满0.3%肝素钠溶液),结扎固定后松开动脉夹,将三通的一个端口接压力换能器,连接多道生理记录仪,记录血压、心率。

(4)呼吸运动描记 在剑突下方沿腹白线做2cm左右切口,用弯针在兔的剑突上穿一条线并固定,此线的另一端接张力换能器的敏感梁,张力换能器接多道生理记录仪,调节剑突与张力换能器敏感梁之间的距离,使张力适中,描记一段正常的血压呼吸曲线,用听诊器在右侧胸壁上听取呼吸音。

2. 肺水肿模型制备

(1)由静脉导管大量快速输入37℃生理盐水,输液总量按75ml/kg计算,输液速度为100~150滴/分(也可按10ml/min的速度推注),同时记录血压、心率、呼吸频率与肺部呼吸音变化。当输液量达到总量的2/3时,由耳缘静脉注入0.1%肾上腺素(0.45mg/kg),继续观察血压、心率、呼吸频率与肺部呼吸音变化,随后继续输入生理盐水,同时观察血压、心率、呼吸频率与肺部呼吸音变化,直至肺部出现水泡音,气管内有泡沫样液体溢出,此时立即夹闭气管,停止输液,记录输液最终剂量及输液时间。

（2）处死动物，开胸，小心地取出肺脏，用线在气管分叉处结扎（防止肺水肿液溢出），在结扎线上方剪断气管，去除心脏及其他结缔组织，用滤纸轻轻吸去肺表面的水分后进行称重，计算肺系数。

肺系数 = 肺湿重(g)/体重(kg)，正常家兔肺系数为 4 ~ 5。

（3）仔细观察肺大体改变，包括体积大小、颜色、边缘、质地等变化，切开肺脏，观察切面的变化及有无泡沫样液体流出。

【实验结果观察与记录】

将实验结果记录在表 4 - 1 和 4 - 2 中。

表 4 - 1　家兔实验性肾上腺素肺水肿实验记录

观察指标	输液前	输 1/2 液体	输 2/3 液体	注入肾上腺素	出现泡沫液体
血压(mmHg)					
心率(/min)					
呼吸频率(/min)					
呼吸音强弱					
肺部啰音					
输液总量					

表 4 - 2　家兔实验性肾上腺素肺水肿肺脏病理检查记录

大体观察	肺体积	
	肺颜色	
	肺质地	
	肺边缘	
	肺切面（有无液体流出,颜色）	
肺系数	兔体重(kg)	
	肺湿重(g)	
	肺系数	

【注意事项】

1.输液速度、输液量一定要达到要求，否则达不到复制模型的效果。

2.在注入肾上腺素的过程中，要密切观察动物状态，避免动物出现呼吸暂停而死亡。

3.取出肺组织时动作要轻,避免损伤和挤压,若有水肿液流出,则影响肺系数。

【思考题】

1.注射肾上腺素为什么能引起肺水肿?

2.注入肾上腺素为什么能引起呼吸抑制甚至暂停?

3.肺水肿后对肺功能有何影响? 主要通过哪些环节实现?

二、实验性油酸肺水肿模型

【实验目的】

1.复制家兔实验性油酸肺水肿模型。

2.观察家兔在肺水肿形成过程中的各种表现,分析实验性油酸肺水肿可能的发生机制。

【实验设计原理】

肺水肿指过多的液体积聚在肺间质和(或)溢入肺泡腔内的病理过程,根据它的发病机制可以将其分为压力性肺水肿、通透性肺水肿和混合性肺水肿三类。其中压力性肺水肿主要是由于肺循环血压增加引起有效滤过压增高所致,通透性肺水肿则是由肺泡毛细血管壁通透性过度增加引起,混合性肺水肿常与有效滤过压增高、肺毛细血管壁通透性增加及淋巴引流不全等多种复合因素有关。

正常肺泡处于相对"干燥"状态,主要依赖于肺泡壁毛细血管内皮细胞结构和功能的完整性实现。因此,当某些因素(缺氧、中毒、化学药品)损伤血管内皮细胞后,会导致肺泡 – 毛细血管通透性增加,使液体渗出增多,形成肺水肿。油酸是一种毒性较强的脂肪酸,静脉注射油酸一方面可以刺激血管收缩,引起肺循环压力升高;另一方面油酸可以损伤血管内皮细胞,促使肺泡 – 毛细血管膜通透性增高,导致肺水肿的发生。

【实验动物】

家兔,体重 2 ~ 3kg,雌雄不拘。

【实验器材与药品】

1.器材　兔手术台、实验动物常用手术器械 1 套、Y 型气管导管、橡皮管、弯针、纱布、棉线、注射器(1ml、5ml、20ml)各 1 套、小橡皮块、听诊器、滤纸、婴儿秤、药物天平、动脉夹、动脉导管、静脉导管、张力换能器、多道生理记录仪、中心静脉压检测装置、血气分析仪。

2.试剂和药品　25%乌拉坦、1%普鲁卡因、0.9%生理盐水、0.3%肝素钠溶液、油酸。

【观察指标】

1.观察呼吸频率变化,胸部听诊有无湿啰音,气管导管内有无泡沫样液体流出。

2. 解剖后观察肺体积大小、颜色、边缘、质地、切面的变化,有无泡沫样液体流出。

3. 称量肺重量、体重,计算肺系数。

【方法与步骤】

1. 手术准备

(1)动物称重、麻醉　家兔1只,称重后在家兔耳缘静脉注射25%乌拉坦(5ml/kg)麻醉,以背位固定于兔手术台上,剪去颈部手术区被毛,用1%普鲁卡因做浸润麻醉,耳缘静脉输入0.3%肝素钠溶液(2ml/kg)使动物全身肝素化。

(2)气管插管　沿颈部正中线切开皮肤,切口长约4~5cm,逐层钝性分离结缔组织和肌层,分离气管,穿两条线备用。在气管第3至第4软骨环处剪一倒T形切口,插入气管导管,用线结扎固定。

(3)动、静脉插管　钝性分离右侧颈外静脉,结扎远心端,在远心端靠近结扎处剪一V字形小口,朝近心端方向插入带有三通活塞的动脉导管(导管内预先充满0.3%肝素钠溶液),结扎固定后,将三通的一个端口与输液装置相连,并试行滴注,通畅后暂停输液;另一个端口连接中心静脉压检测装置,记录中心静脉压;钝性分离左侧颈总动脉,结扎远心端用动脉夹夹闭近心端,在远心端靠近结扎处剪一V字形小口,朝近心端方向插入带有三通活塞的动脉导管(导管内充满0.3%肝素生理盐水钠溶液),结扎固定后松开动脉夹,将三通的一个端口接压力换能器,连接多道生理记录仪,记录血压、心率。

(4)呼吸运动描记　在剑突下方沿腹白线做2cm左右切口,用弯针在兔的剑突上穿一条线并固定,此线的另一端接张力换能器的敏感梁,张力换能器接多道生理记录仪,调节剑突与张力换能器敏感梁之间的距离,使张力适中,描记一段正常的血压呼吸曲线,用听诊器在右侧胸壁上听取呼吸音。

2. 肺水肿模型制备

(1)由家兔耳缘静脉注入油酸(0.08ml/kg),观察血压、心率、呼吸频率与肺部呼吸音变化,观察气管内是否有泡沫样液体溢出。当呼吸变浅、变快时,从颈动脉导管处取血做血气分析,判断呼吸衰竭的类型,观察至1小时后处死动物。

(2)处死动物后,开胸,小心地取出肺脏,用线在气管分叉处结扎(防止肺水肿液溢出),在结扎线上方剪断气管,去除心脏及其他结缔组织,用滤纸轻轻吸去肺表面的水分后进行称重,计算肺系数。

肺系数=肺湿重(g)/体重(kg),正常家兔肺系数为4~5。

(3)仔细观察肺大体改变,包括体积大小、颜色、边缘、质地等变化,切开肺脏,观察切面的变化及有无泡沫样液体流出。

【实验结果观察与记录】

将实验结果记录在表4-3和4-4中。

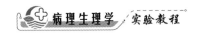

表4-3　家兔实验性油酸肺水肿实验记录

观察指标	输油酸前	输油酸后20min	输油酸后40min	输油酸后60min	出现泡沫液体
血压(mmHg)					
心率(/min)					
呼吸频率(/min)					
呼吸音强弱					
肺部啰音					
pH 值					
PaO_2					
$PaCO_2$					

表4-4　家兔实验性油酸肺水肿肺脏病理检查记录

大体观察	肺体积	
	肺颜色	
	肺质地	
	肺边缘	
	肺切面 (有无液体流出,颜色)	
肺系数	兔体重(kg)	
	肺湿重(g)	
	肺系数	

【注意事项】

1. 油酸的输入剂量应当准确,输入速度要缓慢均匀。

2. 取出肺组织时动作要轻,避免损伤和挤压,若有水肿液流出,则影响肺系数。

【思考题】

1. 注射油酸为什么能引起肺水肿?其与实验性肾上腺素肺水肿的发生机制有何不同?

2. 肺水肿与呼吸窘迫综合征是什么关系?如何区别?

3.油酸通常引起哪一类型的呼吸衰竭？为什么？

三、实验性高渗盐水肺水肿模型

【实验目的】

1.复制家兔实验性高渗盐水肺水肿模型。

2.观察家兔在肺水肿形成过程中的各种表现,分析实验性高渗盐水肺水肿可能的发生机制。

【实验设计原理】

正常肺组织由于呼吸膜(肺泡－毛细血管膜)的屏障作用而使液体不能自由移至肺泡腔,因此,在正常情况下,肺泡处于一个相对"干燥"的状态,在某些特殊(海水淹溺)情况下,高渗液体通过气管进入肺泡腔,就可能引起肺水肿。海水淹溺引起的肺水肿通常属于混合性肺水肿,与肺毛细血管有效滤过压增高、肺毛细血管壁通透性增加等复合因素有关。3.5% NaCl溶液与海水 NaCl浓度相当,属于高渗液体,当它经气管进入肺泡腔后,由于它的高渗透压作用,会驱使液体从血管内流向渗透压较高的肺泡腔内,同时,高渗盐水刺激血管,使其发生痉挛,引起肺泡－毛细血管膜通透性增加,导致大量液体渗漏到肺泡中,形成肺水肿。

【实验动物】

家兔,体重 2~3kg,雌雄不拘。

【实验器材与药品】

1.器材　兔手术台、实验动物常用手术器械 1 套、Y 型气管导管、橡皮管、弯针、纱布、棉线、注射器(1ml、5ml、20ml)各 1 套、小橡皮块、听诊器、滤纸、婴儿秤、药物天平、动脉夹、动脉导管、静脉导管和输液装置、张力换能器、多道生理记录仪、中心静脉压检测装置、血气分析仪。

2.试剂和药品　25%乌拉坦、1%普鲁卡因、0.9%生理盐水、0.3%肝素钠溶液、3.5%高渗盐水溶液。

【观察指标】

1.观察呼吸频率变化,胸部听诊有无湿啰音,气管导管内有无泡沫样液体流出。

2.解剖后观察肺体积大小、颜色、边缘、质地、切面的变化,有无泡沫样液体流出。

3.称量肺重量、体重,计算肺系数。

【方法与步骤】

1.手术准备

(1)动物称重、麻醉　家兔 1 只,称重后在家兔耳缘静脉注射 25%乌拉坦(5ml/kg)麻醉,以背位固定于兔手术台上,剪去颈部手术区被毛,用 1%普鲁卡因做浸润麻醉,耳缘静脉输入 0.3% 肝素生理盐水溶液(2ml/kg)使其全身肝素化。

(2)气管插管　沿颈部正中线切开皮肤,切口长 4～5cm,逐层钝性分离结缔组织和肌层,分离气管,穿两条线备用。在气管第 3 至第 4 软骨环处剪一倒 T 形切口,插入气管导管,用线结扎固定。

(3)动、静脉插管　钝性分离右侧颈外静脉,结扎远心端,在远心端靠近结扎处剪一 V 字形小口,朝近心端方向插入带有三通活塞的动脉导管(导管内预先充满 0.3% 肝素生理盐水钠溶液),结扎固定后,将三通的一个端口与输液装置相连,并试行滴注,通畅后暂停输液,另一个端口连接中心静脉压检测装置,记录中心静脉压;钝性分离左侧颈总动脉,结扎远心端,用动脉夹夹闭近心端,在远心端靠近结扎处剪一 V 字形小口,朝近心端方向插入带有三通活塞的动脉导管(导管内充满 0.3% 肝素钠溶液),结扎固定后松开动脉夹,将三通的一个端口接压力换能器,连接多道生理记录仪,记录血压、心率。

(4)呼吸运动描记　在剑突下方沿腹白线做 2cm 左右切口,用弯针在兔的剑突上穿一条线并固定,此线的另一端接张力换能器的敏感梁,张力换能器接多道生理记录仪,调节剑突与张力换能器敏感梁之间的距离,使张力适中,描记一段正常的血压呼吸曲线,用听诊器在右侧胸壁上听取呼吸音。

2.肺水肿模型制备

(1)抬高兔头约 30°,保证气管位于正中位,同时记录血压、心率、呼吸频率与肺部湿啰音变化。用 5ml 注射器取 3.5% 高渗生理盐水约 3ml(视动物大小而定),将针头插入气管导管套管内,5 分钟内缓慢匀速滴入高渗盐水,3～5 分钟后放平兔头,密切观察血压、心率、呼吸频率与肺部湿啰音变化,记录呼吸频率、呼吸音变化。当呼吸变浅、变快时,从颈动脉导管处取血做血气分析,判断呼吸衰竭的类型,观察 1 小时后处死动物。

(2)处死动物,开胸,小心地去除肺脏,用线在气管分叉处结扎(防止肺水肿液溢出),在结扎线上方剪断气管,去除心脏及其他结缔组织,用滤纸轻轻吸去肺表面的水分后进行称重,计算肺系数。

肺系数＝肺湿重(g)/体重(kg),正常家兔肺系数为 4～5。

(3)仔细观察肺大体改变,包括体积大小、颜色、边缘、质地等变化,切开肺脏,观察切面的变化及有无泡沫样液体流出。

【实验结果观察与记录】

将实验结果记录在表 4-5 和 4-6 中。

表4-5 家兔实验性高渗盐水肺水肿实验记录

观察指标	滴高渗盐水前	滴高渗盐水后20min	滴高渗盐水后40min	滴高渗盐水后60min	出现泡沫液体
血压(mmHg)					
心率(次/min)					
呼吸频率(次/min)					
呼吸音强弱					
肺部啰音					
pH值					
PaO_2					
$PaCO_2$					

表4-6 家兔实验性油酸肺水肿肺脏病理检查记录

大体观察	肺体积	
	肺颜色	
	肺质地	
	肺边缘	
	肺切面（有无液体流出,颜色）	
肺系数	兔体重(kg)	
	肺湿重(g)	
	肺系数	

【注意事项】

1.往气管套管里滴注生理盐水时速度要缓慢均匀,防止滴注太快导致窒息死亡。

2.取出肺组织时动作要轻,避免损伤和挤压,若有水肿液流出,则影响肺系数。

【思考题】

1.高渗盐水是如何引起肺水肿的,引起的肺水肿属于哪一类型?

2.肺水肿与呼吸衰竭各有何特征,如何区别?

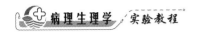

实验二 毛细血管流体静压和血浆胶体渗透压在水肿发生中的作用

一、蛙下肢水肿实验

【实验目的】

1. 探讨毛细血管流体静压和血浆胶体渗透压在水肿发生中的作用。

2. 观察水肿的表现。

3. 学习蛙下肢灌流模型的制作方法。

【实验原理】

水肿是指过多的液体聚集在组织间隙或体腔中。发生水肿的组织表现为体积增大、重量增加。血管内外液体交换失衡引起的组织液生成过多,是引起组织水肿的重要机制。血管内外液体交换失衡主要与毛细血管流体静压、血浆胶体渗透压、血管通透性和淋巴回流异常有关。本实验采用蛙下肢灌流模型,通过改变灌流压和灌流液的成分,观察毛细血管流体静压和胶体渗透压改变对蛙下肢标本重量的影响,探讨血管内外液体交换失衡在水肿发生中的作用。

【实验对象】

蛙或蟾蜍。

【实验药品与器材】

0.3%肝素钠、林格液、60g/L中分子右旋糖酐溶液、0.1%组胺(60g/L中分子右旋糖酐溶液配制);蛙板、毁脊针、图钉、普通剪刀、组织剪、眼科剪、大小镊子、注射器(1ml、5ml)、细塑料管、张力换能器、蛙下肢灌流装置、尺子、弯盘、丝线、纱布、烧杯。

【观察指标】

灌流标本的张力(重力)和外形。

【实验步骤】

1. 蛙下肢灌流标本的制备

(1)取体型较大蛙(或蟾蜍)一只,由枕骨大孔插入毁脊针,上下捣毁其脑和脊髓。

(2)用图钉将蛙仰卧位固定在蛙板上,从腹正中偏右侧打开腹腔,找出腹静脉,向腹静脉注入0.3%肝素钠0.3ml进行全身抗凝。

(3)将其内脏推向上方,可见后腹膜,小心剪开后腹膜,找到并分离出背主动脉,将其分支小动脉(髂总动脉除外)分别结扎、剪断。

(4)在背主动脉下面穿两根线,尽量靠上方结扎近心端,将充满林格液的针头在髂总动脉分支上方(1~1.5cm处)向远心端插入背主动脉,用另一根线将针与动脉扎牢固定(图4-1A)。

(5)将全部脏器剪去,并在针插入口上方横断蛙体(图4-1B)。用注射器轻轻推注林格液冲洗下肢标本内残留的血液,直至流出液颜色变淡为止。

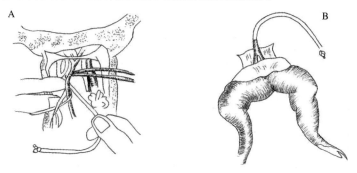

图4-1 蛙下肢灌流标本制作

2. 蛙下肢灌流装置的准备 将蛙下肢灌流装置内充满林格液,使它的液面高于蛙标本25cm,灌满后关闭螺旋夹,并将它和插入背主动脉的针联结起来。将整个蛙下肢标本悬挂在张力换能器上(图4-2)。

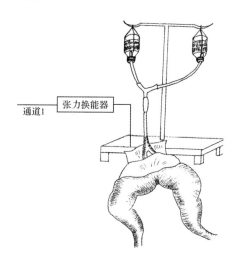

图4-2 蛙下肢灌流装置

3. 标本灌流

(1)先用林格液进行灌注(最好使蛙蹼所滴液体每10秒不超过5滴)。同时开启张力换能器,测定张力,并开始计时。以后每5分钟测定一次,共4次,注意观察下肢外形有何变化。

(2)将灌流装置升高,使其液面高于蛙标本50cm,测定张力,然后每5分钟记录1次,共4次,观察外形有何变化。

(3)将林格液更换为右旋糖酐溶液,液面高度不变,流速不变,测定张力,之后每5分钟记录1次,共4次。

(4)将右旋糖酐溶液换为0.1%组胺溶液,液面高度不变,流速不变,测定张力,然后每5分钟记录1次,共4次。

【实验结果观察与记录】

将实验结果记录在表4-7中。

表4-7 不同高度和溶液灌注对蛙下肢张力(重量)和外形的影响

	0min		5min		10min		15min		20min	
	张力	外形	张力	外形	张力	张形	张力	外形	张力	外形
25cm处林格液灌注										
50cm处林格液灌注										
50cm处右旋糖酐灌注										
50cm处组胺灌注										

【注意事项】

1.脑、脊髓损毁要彻底。

2.打开腹腔时应避免损伤腹静脉。

3.背主动脉分离时一定要结扎好血管分支。

4.背主动脉插入针头后及时冲洗以免凝血。

5.勿插入髂动脉。

6.灌注时不要有气泡。

【思考题】

1.该实验标本张力和外形有何变化?其发生机制是什么?对临床有何指导意义?

2.本实验还存在哪些不足?应如何改进?

3.本实验如何排除其他因素对水肿的影响?

二、家兔小肠水肿实验

【实验目的】

1.探讨毛细血管流体静压、血浆晶体渗透压、胶体渗透压和血管通透性改变在水肿形成中的作用。

2.观察小肠局部水肿的表现。

3.学习兔小肠灌流标本制作方法。

【实验原理】

毛细血管流体静压、胶体渗透压、血管通透性改变是引起血管内外液体交换失衡,导致水肿的重要机制。本实验采用家兔离体小肠灌流模型,通过改变灌流液胶体渗透压、晶体渗透压、血管通透性和灌流压,观察毛细血管流体静压、晶体渗透压、胶体渗透压和血管通透性改变对家兔小肠标本重量的影响,探讨血管内外液体交换失衡在水肿发生中的作用。

【实验动物】

家兔。

【实验药品与器材】

25%乌拉坦、0.3%肝素钠、生理盐水、10%氯化钠溶液、60g/L中分子右旋糖酐、0.1%组胺溶液(60g/L中分子右旋糖酐溶液配制);手术器械1套、搪瓷碗、三通活塞、学生尺、张力换能器、带针头的塑料管2根、灌流装置及注射器(2ml、5ml、30ml)。

【观察指标】

灌流标本的张力(重力)和外形。

【实验步骤】

1. 兔小肠灌流标本的制作(图4-3)

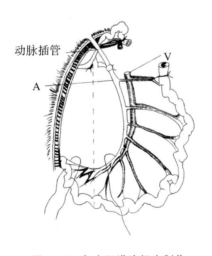

动脉插管

A

V

图4-3　兔小肠灌流标本制作

(1)家兔称重后,用25%乌拉坦(5ml/kg)在家兔耳缘静脉注射麻醉。

(2)将家兔以仰卧位固定于兔台上,腹部剪毛,自剑突下2cm做腹部正中切口约8cm,打开腹腔。轻轻将小肠牵出,翻向一侧,在肠系膜根部找到肠系膜动脉的起始段。

(3)靠近动脉的近心端,游离出约1cm长的动脉,穿双线备用。

(4)经耳缘静脉注射0.3%肝素钠(2ml/kg)抗凝。

（5）结扎肠系膜动脉近心端，向远心端插入充满生理盐水的细塑料管约 0.5cm，结扎固定。

（6）将动脉导管上方的静脉和肠管一起结扎，在导管结扎线下第一根动脉分支的上方，将肠管做第二次结扎（注意不要结扎静脉），然后剪断肠管和静脉，此时应见血液自静脉断端流出。

（7）用手指轻轻将小肠内容物排空约 20cm（注意不要损伤肠壁血管）。在动脉导管下 5～6cm 处穿两根粗线，将血管和肠管一起结扎，在两结扎线间剪断血管和肠管。

（8）将小肠标本悬挂于张力换能器上，用眼科剪在标本悬垂最低处的肠游离缘上（注意尽量避开毛细血管）剪 2～4 个与肠管长轴垂直的小口，使肠腔内容物能流出。

（9）经导管缓慢推注生理盐水，将标本内残留的血液冲出。然后将导管与灌流装置的三通活塞相连。

2. 灌流装置的准备（图 4－4）

（1）夹闭灌流瓶连通管，开启生理盐水贮液瓶活塞，用注射器由排液管向瓶内加入生理盐水 50～100ml，关闭该瓶活塞。再以同法向另外两个瓶内分别加入10%氯化钠溶液和中分子右旋糖酐各 50～100ml。

（2）旋开生理盐水贮液瓶活塞，当灌流瓶内的生理盐水液面达容器高度的 2/3 时，关闭活塞。

（3）调整标本高度，使标本插管口与灌流瓶内液面之间的高度相距 25cm。

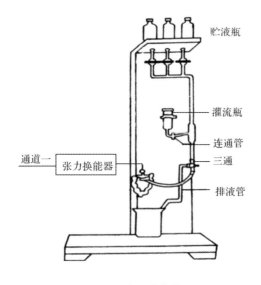

图 4－4　小肠灌流装置

3. 标本灌流

（1）用生理盐水灌流小肠标本，同时测定张力，并观察其外形变化，然后每 2 分钟测定、观察 1 次,直至 10min。

(2)生理盐水灌流完后,用 10% 氯化钠溶液灌流小肠标本。测定、观察方法同(1)。

(3)10% 氯化钠溶液灌流完后,按步骤(1)的方法再用生理盐水灌流 10min,然后改用中分子右旋糖酐灌流 10min。测定、观察方法同步骤(1)。

(4)用 0.1% 组胺溶液灌流 10min。测定、观察方法同步骤(1)。

(5)重新用生理盐水灌注,并将生理盐水液面与插管口的高度提高到 50cm。测定、观察方法同步骤(1)。

【实验结果观察与记录】

将实验结果记录在表 4 – 8 中。

表 4 – 8　不同溶液和高度灌注对兔小肠张力(重量)及局部外形的影响

	0min		2min		4min		6min		8min		10min	
	张力	外形	张力	外形	张力	外形	张力	外形	张力	外形	张力	外形
生理盐水												
10%氯化钠												
右旋糖酐												
0.1%组胺												
50cm灌注												

【注意事项】

1.插管一定要靠近动脉根部,切忌损伤动脉导管结扎线以下的动脉分支。

2.插管后,注意将导管固定好,以防脱出。

3.保持灌流通畅,避免导管口血管扭曲和气泡进入动脉。

4.25cm 灌流时,应保持灌流瓶内液面与插管口的高度为 25cm。

【思考题】

1.本实验中你观察到了哪些变化? 其机制是什么?

2.本实验有何不合理或不完善的地方? 如何改进?

实验三　家兔血管源性水肿

【实验目的】

1.探讨血管壁通透性改变在水肿发生中的作用。

2.观察局部水肿的表观变化。

【实验原理】

血管壁在维持血管内外体液平衡中发挥了重要作用。血管通透性增高是导致血管源性水肿的重要机制。组织胺通过 H_1 受体作用于血管,引起血管扩张和毛细血管通透性增加。烧伤可通过直接损伤血管内皮细胞和引起前列腺素、组织胺等多种血管活性物质释放而增加血管通透性。本实验通过复制动物局部烫伤模型和组织胺局部注射模型,观察指示剂(染料)颜色在局部皮肤的变化和局部水肿的形成,探讨血管通透性改变在水肿形成中的作用。

【实验对象】

家兔。

【实验药品与器材】

0.1% 组织胺、生理盐水、1% 台盼蓝溶液、兔固定台、剪刀、温度计、烧杯、注射器(1ml、5ml)、秒表、游标卡尺。

【实验观察指标】

染料在局部皮肤的颜色、外形,局部兔耳厚度。

【实验步骤】

1. 取家兔 1 只,称重、麻醉后以仰卧位固定于兔台上,腹部剪毛。在左侧腹部皮内注射 0.2ml 的 0.1% 组织胺;右侧腹部皮内注射 0.2ml 的生理盐水。

2. 将家兔左耳的外 1/2 浸入 60℃ 的温水中 3min。

3. 从右耳缘静脉注入 2ml/kg 的 1% 台盼蓝溶液,记录时间并观察。

【实验结果观察与记录】

1. 观察不同时间腹部注射部位和左耳烫伤部位着色的深度(+ ~ + + + +)。

2. 观察烫伤耳是否比对侧耳肿胀,血管是否扩张,腹部两侧注射部位有什么不同。

3. 用游标卡尺测量左耳烫伤部位某处和右耳相应位置的厚度。

将实验结果记录在表 4 − 9 中。

表 4 − 9　家兔注射组织胺与烫伤后局部皮肤变化

	生理盐水注射部位		组织胺注射部位		左耳烫伤部位			右耳相应部位		
	颜色	外形	颜色	外形	颜色	外形	厚度	颜色	外形	厚度
2min										
4min										
6min										
8min										
10min										
……										

【注意事项】

1.皮内注射要准确,避免注入皮下。

2.烫伤兔耳的水温要准确。

3.注射台盼蓝溶液要避免外漏。

【思考题】

1.你是否成功复制了局部水肿?依据是什么?

2.血管通透性增高引起局部水肿的机制是什么?你有何办法予以证实?

实验四 家兔高钾血症

【实验目的】

1.复制家兔高钾血症模型,观察家兔高钾血症时的心电图变化和对心脏的毒性作用。

2.设计高钾血症的救治方案,探讨高钾血症的抢救措施。

【实验原理】

本实验通过静脉注射氯化钾溶液,观察动物心电图的变化,制作急性高钾血症动物模型,并通过注射氯化钙、碳酸氢钠或胰岛素葡萄糖溶液来观察其对高钾血症的抢救效果。

高钾血症导致细胞内外的 K^+ 浓度差变小,兴奋性升高。但当静息膜电位达到 $-55 \sim -60mV$ 时,快 Na^+ 通道失活,兴奋性反下降。由于静息膜电位的绝对值减少,0 相去极化的速度降低,传导性下降。且当快 Na^+ 通道失活,而由 Ca^{2+} 内流来完成动作电位的0 相去极化时,传导性下降会相当严重。心房去极化的心电图 P 波因传导延缓而变得低平,严重时无法辨认。由于传导性降低,会出现各类型的传导阻滞,如房室、房内、室内传导阻滞等,以及因传导性、兴奋性异常等的共同影响而出现折返激动导致室颤。细胞外液 K^+ 浓度升高使膜对 K^+ 的通透性升高,因此,4 相的 K^+ 外向电流增大,延缓了 4 相的净内向电流的自动除极化效应,自律性下降。动作电位中与心电图 T 波对应的 3 相钾外向电流加速使 T 波突出,成高尖状,并可出现窦性心动过缓,窦性停搏。细胞外液 K^+ 浓度升高干扰 Ca^{2+} 内流,Ca^{2+} 内流延缓,兴奋 – 收缩偶联受到一定影响,心肌收缩性下降。心室去极化的 QRS 波群则变低、变宽,出现宽而深的 S 波,严重高血钾时其与后面的 T 波相连成正弦状波,此时,极易出现心室停搏或室颤。

【实验动物】

家兔。

【实验药品与器材】

25%乌拉坦、0.3%肝素钠溶液、5%氯化钾生理盐水溶液、7.5%氯化钾生理盐水溶液、10%氯化钾生理盐水溶液、10%氯化钙溶液、4%碳酸氢钠溶液、胰岛素葡萄糖溶液。

常规手术器械、听诊器 2 个、三通 1 个、血管夹 1 个、50ml 注射器 1 个、5ml 注射器 2

个、6 号头皮针 3 个、抗凝试管 3 个、心电图仪(或 MPA 多道生物信号分析系统)、全自动电解质分析仪(测量钾、钠、氯、钙、pH 值)。

【实验观察指标】

1. 动物一般情况,包括呼吸频率、心音、心率、心律、肌张力。

2. 心电图变化。

(1)P 波 反映左右两心房去极化过程。

(2)P－R 间期 为房室传导时间。

(3)QRS 波群 代表左右两心室去极化电位变化过程。

(4)ST 段 代表心室各部分已全部进入极化状态。

(5)T 波 反映心室复极化过程中的电位变化,T 波的方向与 QRS 波群主波方向相同。

(6)Q－T 间期 代表心室开始兴奋去极化至完全复极到静息状态的时间。

3. 血浆钾离子浓度。

【实验方法与步骤】

(1)动物称重、麻醉 动物称重后,用 25% 乌拉坦,按 5ml/kg 剂量,经家兔右侧耳缘静脉缓慢注入,注射期间注意观察动物肌张力、呼吸频率和角膜反射的变化,防止麻醉过深。麻醉后将动物以仰卧位固定在手术台上。左侧耳缘静脉插入头皮针(6 号头皮针),做好输注通道,以备滴注氯化钾生理盐水溶液使用。

(2)分离右侧颈外静脉并插管 颈外静脉导管用三通管连接静脉输液装置,以备推注抢救药物和抽血使用。

(3)记录正常心电图 心电图描记可采用头胸导联法。方法是将胸导联电极插入胸部相当于心尖部位的皮下,将头部导联电极插入下颌部皮下,第三支电极插入左前肢皮下,通过计算机或心电记录系统描记实验前的心电图波形。也可采用五极全心电导联线(连接四肢和左前胸)来描记动物心电图。这种方法记录的心电图波形受干扰程度会明显减轻,且更加清晰和稳定。

(4)静脉血采集及血钾浓度测定 经左侧耳缘静脉注射 0.3% 肝素钠溶液以保持血管通畅。用抗凝管收集 1ml 血液,3000r/min 离心 5min,取上清液,用全自动电解质分析仪测量实验前血浆钾的浓度。

(5)高钾血症模型的复制 采用耳缘静脉滴注的方法注入 KCl,同时密切观察心电图变化,防止注入过多导致动物死亡。注钾过程:从左侧耳缘静脉,以 15～20 滴/分的速度,注射 3% KCl 生理盐水溶液,观察心电图改变,当出现 P 波消失、T 波高尖且 QRS 波增宽时,描记存盘,观察动物一般状况,用抗凝管经右侧颈外静脉收集 1ml 血液;同时立即调慢滴钾速度,以维持 P 波消失、T 波高尖且 QRS 波增宽至 15～30 分钟后停止输钾(根据实验设计确定观察时间),描记存盘,观察动物一般状况,并再次经右侧颈外静脉取血,用于血浆钾浓度的测定。

(6)高钾血症的抢救 在滴注氯化钾生理盐水溶液之前,必须选择和准备好抢救药物如 10% 氯化钙(2ml/kg),或 4% 碳酸氢钠(5ml/kg),或胰岛素葡萄糖溶液(7ml/kg)。在完成典型的高钾血症心电图改变的观察记录后实施抢救,通过右侧颈外静脉推注抢救药物。观察动物一般状况和心电图波形的改变。

(7)待心电图表现正常并稳定,经颈外静脉抽血 1ml,用于测定血钾浓度。

(8)经右侧颈外静脉注入致死量的 7.5% 氯化钾(8ml/kg),在出现宽大畸形 QRS 波后,开胸观察心室纤维性颤动及心脏停搏的状态。

【实验结果观察与记录】

正常心电图如图 4 - 5 所示,异常心电图如图 4 - 6 所示。

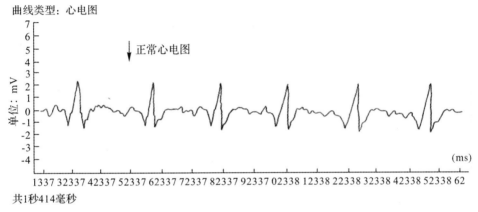

图 4 - 5 家兔正常心电图

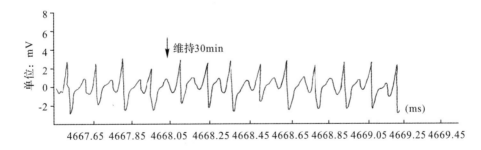

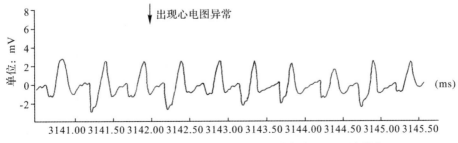

图 4 - 6 家兔异常心电图:P 波消失、T 波高尖且 QRS 波增宽

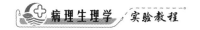

将实验结果记录在表 4 - 10 和 4 - 11 中。

表 4 - 10　家兔高钾血症模型复制过程及抢救后一般指标的改变

	肌张力 + ~ +++	心率 （次/分）	心律不齐 + ~ +++	心音异常 + ~ +++	呼吸频率 （次/分）	血浆钾浓度 （mmol/L）
KCl 注入前						
KCl 注入过程中　3min						
6min						
15min						
抢救后						

表 4 - 11　家兔高钾血症模型复制过程及抢救后心电图的变化

	P 波	PR 间期	QRS 波	ST 波	T 波	QT 间期	血浆钾浓度
KCl 注入前							
KCl 注入过程中　3min							
6min							
15min							
抢救后							

注：P 波、QRS 波和 T 波要记录波形的长度和高度。

【注意事项】

1. 动物麻醉要适度,过深时抑制呼吸,过浅时动物疼痛则易引起肌颤,干扰心电图波形。

2. 始终保持各输液通道通畅,确保各种液体能及时、准确输入。

3. 严格控制氯化钾滴注的速度,以防因滴注过量导致家兔过早死亡。动物对 KCl 溶液的耐受性有差异,要根据个体情况调整注入的浓度和速度。

4. 心电干扰波的处理。①接好地线;②针形电极刺入部位要对称,位于皮下;③安置导线时避免纵横交错;④实验台上的液体要随时清除。

5. 由于动物的个体差异,有时 T 波会融合在 ST 段中而不呈现正向波。此时要通过更换导联的方式,如改用头胸导联、肢体标Ⅱ导联或 aVF 导联,务求在正常时描记出正向 T 波,否则很难观察到典型的高尖 T 波。

6. 观察心电图改变时间要足够长,记录一般以 3min 为间隔,以免丢失典型心电图改变的信息。

7. 要时刻关注心电图的变化,出现特征性异常时要及时调整输液速度;开展抢救要及时,确保抢救成功。

【思考题】

1. 从实验观察的结果分析高钾血症对心脏的毒性作用。

2. 试述不同的抢救方法在高钾血症急救中的效果和原理。

3. 试述正常的钾代谢原理。

实验五　家兔酸碱平衡紊乱

【实验目的】

1. 复制酸碱平衡紊乱的动物模型。

2. 分析酸碱平衡紊乱时血液酸碱指标的变化及机制。

3. 对急性代谢性酸中毒进行实验性治疗,并探讨各型酸碱平衡紊乱的救治措施。

【实验设计原理】

酸碱负荷过度或调节机制障碍会导致体液酸碱稳定度破坏,即酸碱平衡紊乱。本实验采用直接输入酸或碱的方法复制单纯性代谢性酸碱平衡紊乱动物模型,采用抑制或刺激呼吸方法来复制单纯性呼吸性酸碱平衡紊乱动物模型。

1. **代谢性酸中毒模型**　通过直接注射 NaH_2PO_4 复制家兔 AG 增高型代谢性酸中毒动物模型。经耳缘静脉给予 NaH_2PO_4(5ml/kg),进入血液后,$H_2PO_4^- \rightarrow HPO_4^{2-} + H^+$,$H^+ + HCO_3^- = H_2O + CO_2$,导致原发性 HCO_3^- 减少,pH 值降低,同时 HPO_4^{2-} 在体内蓄积,使未测定的阴离子增加,AG 增大,因此本方法复制的是 AG 增高型代谢性酸中毒模型。通过给予 $NaHCO_3$ 可提高体内 HCO_3^- 浓度,从而达到救治的目的。

2. **代谢性碱中毒模型**　通过直接注射 $NaHCO_3$ 复制家兔代谢性碱中毒动物模型。经耳缘静脉给予 $NaHCO_3$(3ml/kg),进入血液后,直接提高了体内 HCO_3^- 的浓度,引起 pH 值升高,从而复制家兔代谢性碱中毒模型。

3. **呼吸性酸中毒模型**　通过夹闭气管导管法复制呼吸性酸中毒动物模型。夹闭气管导管后,呼吸道阻塞使 CO_2 排出障碍,导致原发性 $PaCO_2$ 升高、[H_2CO_3]升高、pH 值降低,从而复制家兔呼吸性酸中毒模型。

4. **呼吸性碱中毒模型**　通过人工呼吸器复制呼吸性碱中毒。人工过度通气,使 CO_2 排出增多,导致原发性 $PaCO_2$ 降低,[H_2CO_3]降低,pH 值升高,从而复制家兔呼吸性碱中毒模型。也可采用股神经疼痛刺激法复制呼吸性碱中毒:通过电极刺激股神经,家兔因疼痛而快速呼吸,使 CO_2 排出增多,导致原发性 $PaCO_2$ 降低,[H_2CO_3]降低,pH 值升高,从而复制家兔呼吸性碱中毒。

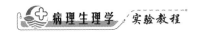

【实验动物】

家兔。

【实验药品与器材】

25%乌拉坦、1%普鲁卡因溶液、生理盐水、0.3%肝素生理盐水、12% NaH_2PO_4 溶液、5% $NaHCO_3$ 溶液;兔台、手术器械、注射器(1ml、5ml、10ml)及针头、试管、软木塞、试管架、气管导管、动脉导管、刺激电极、计算机多道生理记录系统、血气分析仪、小动物呼吸机(或人工呼吸器)等。

【实验观察指标】

1. **血液酸碱参数** pH 值、PaO_2、$PaCO_2$、SB、AB、BE、BB(用血气分析仪测定)。

2. **呼吸运动** 频率、幅度、血压、心率等。

【实验方法与步骤】

(一)手术准备与正常生理指标的记录

1. 手术准备

(1)家兔称重,在其耳缘静脉注射 25%乌拉坦(5ml/kg),待其麻醉后以仰卧位固定于兔手术台上。

(2)气管插管。沿着颈正中线做一个长 4~6cm 的皮肤切口,逐层钝性分离皮下组织,暴露颈部肌肉,分开颈部正中肌群即可看到气管,小心分离气管,穿一根线备用。在气管软骨环上做一倒"T"形切口,横切口不宜大于气管直径的 1/2,朝胸腔方向插入气管导管,结扎固定,并把结扎线绕导管分叉固定打结,防止导管脱出。

(3)动脉插管

1)一侧颈总动脉插管——监测血压。翻开气管两侧的肌肉层,可看到颈总动脉,它被包在血管神经鞘里,颈总动脉的特点是搏动明显、呈粉红色、壁韧、很容易分辨。把颈总动脉小心分离出来约 2~3cm,下面穿两根手术线备用(迷走神经最粗,交感神经次之,减压神经最细)。

2)一侧股动脉插管——抽血,测定血气指标。在家兔后肢腹股沟三角处,沿股动脉走行的方向做一个 3~4cm 长的皮肤切口,钝性分离皮下组织,此时可以看到由外而内依次是股神经、股动脉和股静脉,股动脉常常被股神经和股静脉遮住。把股动脉同股神经、股静脉分离开约 2~3cm,下面穿两根手术线备用。

插管时注意一定只有在形成动脉盲管以后才能进行动脉插管。结扎远心端,用动脉夹夹闭近心端,用眼科剪在靠近远心端处剪开一个"V"形斜口。

需要注意的几个细节问题:①动脉导管需提前用生理盐水疏通,保持通畅;②颈总动脉导管内要充满生理盐水;③动脉导管的三通管应处在关闭状态;④插管前用生理盐水湿润导管,使管壁润滑;⑤结扎线用生理盐水湿润后使用,结扎时第一个结一定要打紧。

插管完成后,为了防止导管滑脱,可以把结扎线顺着插管的方向捋直,用胶布固定在一起,再把导管固定在兔台头部固定器上,动脉导管经三通连接多道生理记录仪,观察血压、心率等指标变化。

(4)呼吸运动描记。可采用张力传感器法或气管插管描记法(参照第三章第五节)。

(5)肝素化。从耳缘静脉注射肝素 2ml/kg。

2. 正常生理指标的记录　所有准备就绪后,动物稳定 5min,记录正常的血压、心率和呼吸曲线,通过股动脉采血做血气分析,作为正常对照。

血气分析:用 1ml 注射器吸取少量 1% 肝素生理盐水,将管壁湿润后推出弃之,使注射器死腔和针头都充满肝素生理盐水,然后将针头刺入小橡皮块内以隔绝空气。另用 2ml 注射器抽出动脉导管内的死腔液,将准备好的 1ml 注射器去掉针头,打开三通活塞后立即插入,有血液自动涌入注射器,取血 0.5ml 左右(注意勿进入气泡)。关闭三通活塞,拔出注射器并立即套上原针头,搓动注射器 30s,使血液与肝素混合。取血后将 2ml 注射器中的液体推回导管内,将血液推回血管内,以防导管内凝血,血液标本立即做血气分析。注意取血时切忌与空气接触,针管内的小气泡要立即排除。

(二)酸碱平衡紊乱模型的复制及其类型

1. 复制代谢性酸中毒模型并进行治疗

(1)经耳缘静脉注入 NaH_2PO_4(5ml/kg),给药速度不宜太快,10 分钟后取血进行血气分析,并检测呼吸、血压等各项指标。

(2)根据注入酸性溶液后测得的 BE 值,按下列公式进行补碱治疗:

BE 绝对值 × 体重(kg)× 0.3 = 所需补充碳酸氢钠的量(mmol)。

0.3 是 HCO_3^- 进入体内分布的间隙,即体重×30%。

5% $NaHCO_3$ 1ml = 0.6mmol。

所需补充的 5% $NaHCO_3$ 的毫升数 = 所需补充的 $NaHCO_3$ 的毫摩尔数/0.6。

(3)治疗后 10 分钟,取血进行血气分析,并检测呼吸、血压等各项指标,观察其是否恢复到正常水平。

2. 复制呼吸性酸中毒模型　待家兔基本恢复正常以后,用止血钳完全夹闭气管导管上的乳胶管 1~1.5min,立即取血进行血气分析,并检测呼吸、血压等各项指标。此时可见血液呈暗紫色,家兔因窒息而挣扎。取血后立即解除夹闭,以免家兔因窒息而死亡。

3. 复制呼吸性碱中毒模型　待家兔解除气管夹闭约 10min,基本恢复正常后,取血进行血气分析,并检测呼吸、血压等各项指标作为对照。然后可选以下一种方法复制呼吸性碱中毒模型:①人工被动过度通气法。将气管导管上的乳胶管与人工呼吸器相连,进行人

工被动过度通气 $3\sim5min$,立即取血进行血气分析,并检测呼吸、血压等各项指标。②股神经疼痛刺激法。将刺激电极连接股神经,无关电极连接切口周围组织;刺激强度,电压 5V,频率 10 次/秒,持续 15s;家兔因疼痛而发出尖叫,并伴有快速呼吸,$3\sim5min$ 后立即取血进行血气分析,并检测呼吸、血压等各项指标。

4. 复制代谢性碱中毒模型　经耳缘静脉注入 5% $NaHCO_3$($3ml/kg$),给药 10min 后,取血进行血气分析,并检测呼吸、血压等各项指标。此时,血液酸碱指标不会在短时间内恢复正常,故该家兔不宜继续进行其他实验。

【实验结果观察与记录】

将实验结果记录在表 4-12 中。

表 4-12　酸碱平衡紊乱时血气及呼吸、血压的改变

	呼吸运动		血压	心率	血气						
	频率(/min)	幅度(+~++++)			pH 值	PaO₂	PaCO₂	SB	AB	BE	BB
正常对照											
注射 NaH₂PO₄ 后 10min											
补充 NaHCO₃(ml) 后 10min											
夹闭气管插管 1min											
解除夹闭后 10min											
过度通气 5min/神经刺激后											
注射补充 NaHCO₃ 后 10min											

【注意事项】

1. 动物的营养状况要好。长期半饥饿状态可引起体内酮体增多,使血液 pH 值降低。

2. 动物麻醉不可过深,麻醉过深 pH 值偏高,过浅则使 pH 值偏低。如动物因手术切口疼痛而挣扎,可在伤口上滴少量 1% 普鲁卡因进行局部麻醉。

3. 气管导管的大小应与兔气管的粗细相近,导管上端两侧管上的橡皮管不应太长,否则会增加呼吸死腔。

4. 窒息时间不宜过长,应事先做好抽血准备,采血结束后立即松开止血钳,恢复正常

呼吸。如出现呼吸暂停,应立即用人工呼吸器接气管导管进行人工呼吸或在胸外按压以辅助呼吸。

5.取血时严格按照操作步骤进行,切勿进入气泡,否则会影响血气参数。

6.本实验可并入其他实验(如肾衰竭或高钾血症)内容中。

7.如有条件,可在动物发生酸中毒和碱中毒后 5 小时再测其血气指标,观察其变化并分析变化机制。

【思考题】

1.注射 NaH_2PO_4 液和 $NaHCO_3$ 液后会对动物的呼吸功能产生什么样的影响? 为什么?

2.还有什么方法可以复制各种类型的酸碱平衡紊乱动物模型?

3.如何复制混合型酸碱平衡紊乱模型?

实验六　小白鼠三种类型的缺氧模型

【实验目的】

1.通过复制乏氧性、血液性和组织性小白鼠缺氧模型,理解缺氧的分类。

2.观察不同类型缺氧时呼吸和血液颜色的变化,掌握各型缺氧的发生机制。

【实验设计原理】

当组织供氧不足或用氧障碍时,组织的功能、代谢和形态结构都会发生异常的变化,这一病理过程被称为缺氧。缺氧是对组织而言的,引起缺氧不仅与组织氧的供应量下降有关,包括吸入气氧含量下降、肺外呼吸功能障碍和氧在血液系统中的运输能力下降,还与组织利用氧障碍有关,即内呼吸障碍,主要是指组织利用氧产生能量 ATP 的效率下降,包括线粒体结构损伤、呼吸酶活性障碍等。另外,组织氧的供应量还与组织的血流量有关,即组织的供氧量 = 动脉血氧含量×组织血流量;组织的氧耗量 =(动脉血氧含量 - 静脉血氧含量)×组织血流量。因为血液是反映组织氧供和氧耗的重要指标。根据缺氧发生的原因和血氧变化的特点,可以将缺氧分为四种类型:乏氧性缺氧、血液性缺氧、循环性缺氧和组织性缺氧。

本实验的目的是通过复制乏氧性缺氧、血液性缺氧和组织中毒性缺氧,理解缺氧的分类。观察不同类型缺氧时,呼吸和血液颜色的变化,掌握各型缺氧的发生原因和机制。

1.**乏氧性缺氧**　又称低张性缺氧,因吸入低氧的气体而引起的缺氧为吸入性缺氧,因呼吸功能障碍引起的缺氧为呼吸性缺氧。本实验中利用密闭的广口瓶,使有限容积内空气中的氧含量逐渐降低,导致吸入气中氧含量进行性降低,复制乏氧性缺氧模型。

2.**血液性缺氧**　又称等张性缺氧,是因血红蛋白(Hb)数量减少,使血氧含量减少或血红蛋白结合的氧不易释出所引起的组织缺氧。常见的原因包括贫血、CO 中毒或亚硝酸盐氧化血红蛋白引起的氧亲和力下降。本实验通过给动物吸入 CO 或腹腔注射亚硝酸钠复制血液性缺氧动物模型,同时观察亚甲蓝对亚硝酸钠中毒的救治作用。

CO 与 O_2 竞争性结合血红蛋白,CO 与血红蛋白的亲和力比 O_2 与血红蛋白的亲和力大 210 倍。当吸入气体中含有 0.1% CO 时,血液中的血红蛋白可有 50% 转为碳氧血红蛋白($Hb-CO$),从而使大量血红蛋白失去携氧能力。此外,CO 还能抑制红细胞内的糖酵解,使 2,3-DPG 生成减少,氧解离曲线左移,血红蛋白结合的 O_2 不易释放,而且碳氧血红蛋白中结合的 O_2 也很难释放出来。由于 $Hb-CO$ 失去携带 O_2 的能力和妨碍 O_2 的解离,从而造成组织严重缺氧。亚硝酸盐是强氧化剂,吸收后可以使血液中大量的 Hb 中的二价铁氧化成三价铁,将血红蛋白转变为高铁(Fe^{3+})血红蛋白。高铁血红蛋白中的 Fe^{3+} 因与羟基牢固结合而丧失携氧能力;另外,当 Hb 分子中有部分 Fe^{2+} 氧化为 Fe^{3+},剩余吡咯环上的 Fe^{2+} 与 O_2 的亲和力增高,氧解离曲线左移。因此高铁 Hb 不易释放出所结合的氧,可进一步加重组织缺氧。亚甲蓝作为还原剂,可以将高铁血红蛋白中的 Fe^{3+} 还原成 Fe^{2+},恢复其正常携氧能力。

3. 组织性缺氧　指由于组织、细胞利用氧障碍所引起的缺氧,主要由线粒体功能障碍、结构损伤,或者线粒体呼吸链上酶合成或功能障碍引起。本实验通过给动物腹腔注射氰化物复制组织中毒性缺氧模型,并观察解毒剂硫代硫酸钠的救治效果。

组织细胞吸收的氧有 90% 在线粒体呼吸链上被用以合成能量 ATP。呼吸链上有一系列酶复合物,其中细胞色素氧化酶是组成呼吸链的重要的酶之一。氰化物(HCN)是细胞色素氧化酶的特异抑制剂,一旦进入体内,氰化物可以迅速与细胞内氧化型细胞色素氧化酶三价铁结合形成氰化高铁细胞色素氧化酶,失去了接受电子的能力,使呼吸链中断,导致组织细胞利用氧障碍。0.06g HCN 可以导致人死亡。由于氰化高铁细胞色素氧化酶在形成数分钟后可解离出氰离子,因此迅速给予供硫剂如硫代硫酸钠,使氰离子转变为低毒的硫氰酸盐而排出体外,就能达到解毒的目的。

【实验对象】
成年小白鼠,雌雄不拘。

【实验药品与器材】
1. 器材　小白鼠缺氧瓶(或 100~125ml 带塞锥形瓶或广口瓶)、一氧化碳(CO)发生装置、广口瓶、(2ml、5ml)刻度吸管、1ml 注射器、酒精灯、剪刀、镊子。

2. 药品　钠石灰(NaOH·CaO)、甲酸(HCOOH)、浓硫酸(H_2SO_4)、氢氧化钠、5% 亚硝酸钠、1% 亚甲蓝、0.1% 氰化钾、10% 硫代硫酸钠、生理盐水。

【实验观察指标】
观察动物一般情况,呼吸、存活时间、口唇(皮肤)和血液(肝颜色)。

【实验步骤】

1.乏氧性缺氧(图 4 - 7)

(1)动物称重。

(2)取钠石灰少许(约 5g)及 1 只小白鼠放入缺氧瓶内。观察并记录其一般情况,呼吸频率、深度,皮肤和口唇的颜色,然后塞紧瓶塞(为确保广口瓶完全密闭,可在瓶口涂上少许凡士林),记录时间。以后每 3 分钟重复观察上述指标一次(如有其他变化则随时记录),直到动物死亡为止,记录动物的存活时间。

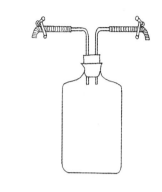

图 4 - 7 小鼠乏氧性缺氧模型复制装置

(3)从玻璃刻度管上读取小白鼠总耗氧量,计算每克体重耗氧量。

(4)动物尸体留待一氧化碳中毒性缺氧、亚硝酸钠中毒性缺氧与氰化物中毒性缺氧实验做完后,再依次打开腹腔,比较其血液或肝脏颜色。

2.一氧化碳(CO)中毒性缺氧

(1)装好 CO 发生装置(图 4 - 8)。

(2)将 1 只小白鼠放入广口瓶中。观察并记录其一般情况,呼吸频率、深度,皮肤和口唇的颜色,然后将广口瓶与 CO 发生装置连接。

(3)取甲酸 3ml 放于试管内,加入浓硫酸 1ml,塞紧(可用酒精灯加热,加速 CO 产生,但不可过热以至液体沸腾,因 CO 产生过多过快会导致动物迅速死亡,其血液颜色改变不明显)。

(4)观察和记录各项指标,直至动物死亡,计算动物存活时间。

(5)动物尸体留待其他实验做完后,再依次打开腹腔,比较其血液或肝脏颜色。

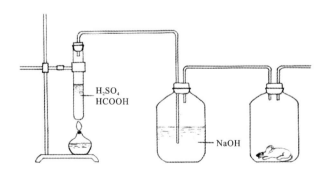

图 4 - 8 小鼠 CO 中毒性缺氧模型复制装置

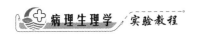

3．亚硝酸钠中毒性缺氧

（1）动物称重后，取体重相近的2只小白鼠，观察并记录其一般情况，呼吸频率、深度，皮肤和口唇的颜色。

（2）向小白鼠腹腔内注入5%亚硝酸钠0.3ml，再立即向其中一只小白鼠腹腔内注入1%亚甲蓝溶液0.3ml，再向另一只小白鼠腹腔内注入生理盐水0.3ml。观察并记录小白鼠的上述指标，比较2只小白鼠的表现和死亡时间。

（3）动物尸体留待其他实验做完后，再依次打开腹腔，比较其血液或肝脏颜色。

4．氰化物中毒性缺氧

（1）动物称重后，取体重相近的2只小白鼠，观察并记录其一般情况，呼吸频率（次/10s）、深度，皮肤和口唇的颜色。

（2）向小白鼠腹腔内注入0.1%氰化钾0.2ml，观察并记录其上述指标。

（3）待小白鼠四肢瘫软时，立即取一只小白鼠向其腹腔内注入10%硫代硫酸钠溶液0.4ml，向另一只小白鼠腹腔内注入等体积的生理盐水。观察并记录动物的上述指标，比较2只小白鼠的表现和死亡时间。

5．血液颜色的比较　取采用不同方法处理的小白鼠的尸体，解剖后取肝脏组织置于新的白色滤纸上，比较其血液和肝脏的颜色。

【实验结果观察与记录】

将实验结果记录在表4－13至4－16中。

表4－13　乏氧性缺氧模型动物反应各项指标的记录

		一般活动状况	呼吸状况 （频率、深浅）	口唇颜色	耗氧量	肝/血颜色	存活时间
实验前							
放置缺氧装置后	3min						
	6min						
	9min						
	12min						
	15min						

表 4 – 14　亚硝酸钠中毒性缺氧模型动物反应各项指标的记录

		一般活动状况	呼吸状况（频率、深浅）	口唇颜色	耗氧量	肝/血颜色	存活时间
正常							–
亚硝酸钠 + 美兰	3min						
	6min						
	9min						
	12min						
	15min						
亚硝酸钠 + 生理盐水	3min						
	6min						
	9min						
	12min						
	15min						

表 4 – 15　氰化物中毒性缺氧模型动物反应各项指标的记录

		一般活动状况	呼吸状况（频率、深浅）	口唇颜色	耗氧量	肝/血颜色	存活时间
正常							–
注入氰化物后							
抢救效果	硫代硫酸钠						
	生理盐水						

表 4 – 16　一氧化碳中毒性缺氧模型动物反应各项指标的记录

		一般活动状况	呼吸状况（频率、深浅）	口唇颜色	耗氧量	肝/血颜色	存活时间
正常							–
接通 CO 发生装置后	3min						
	6min						
	9min						
	15min						

【注意事项】

1.缺氧瓶一定要密封,可将凡士林涂在瓶口。

2.氰化物有剧毒,勿沾染皮肤、黏膜,特别是有破损处。实验后将物品清洗干净。

3.小白鼠腹腔注射,应稍靠左下腹,勿损害肝脏,也应避免将药液注入肠腔或膀胱。

【思考题】

1.根据原因和发生机制可将缺氧分为哪些类型?

2.从实验结果分析不同缺氧类型血液氧含量的变化特点和机制。

3.从实验结果分析使用不同方法处理的小白鼠血液和肝脏颜色差异的原因。

4.试述亚甲蓝和硫代硫酸钠的作用和机制。

实验七　快速低压缺氧

【实验目的】

1.建立小动物快速低压缺氧模型。

2.了解种属、年龄、中枢神经系统兴奋状态及机体代谢状况对短暂极度低压缺氧耐受性的影响。

【实验设计原理】

机体对缺氧的耐受性除了与缺氧的程度及速度有关外,还与种属、性别、年龄、机体代谢状况、中枢神经系统兴奋状态、心理、环境温度、风速等因素有关。机体的基础代谢率降低,组织的耗氧量即会减少,对缺氧的耐受性就越高。

本实验通过分别给小白鼠腹腔注射咖啡因和氯丙嗪,造成其中枢神经系统不同的兴奋状态。将成年小白鼠、初生小白鼠、注射咖啡因的小白鼠和注射氯丙嗪的小白鼠及青蛙(或蟾蜍)同置于小动物减压装置内,抽气减压以2000m/min速度上升至近10 000m模拟高度,观察动物的活动状况及存活时间。

【实验动物】

成年小白鼠、初生小白鼠、青蛙(或蟾蜍)。

【实验药品与器材】

1.器材　1ml注射器、减压装置、干燥器、弹簧夹、橡皮管、碎冰块。

2.药品　1%咖啡因、0.25%氯丙嗪、生理盐水。

【实验观察指标】

1.动物一般状态、活动情形、行为等。

2.动物出现惊厥的时间。

3.动物存活时间。

【实验方法与步骤】

1.按照设备说明连接安装好减压装置(图 4 - 9)。

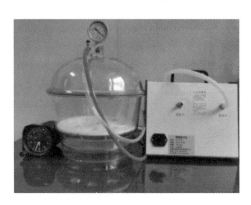

图 4 - 9　小白鼠减压装置

2.取 3 只成年小白鼠,称重后分别按 0.1ml/10g 向腹腔注射生理盐水、1% 咖啡因、0.25% 氯丙嗪,做好标记,注意观察其一般状况、呼吸及行为改变。

3.注射氯丙嗪的小鼠,待其活动减弱后将其埋入碎冰块中 15 ~ 20 分钟,并做好标记。

4.将上述 3 只成年小白鼠连同初生小白鼠、青蛙(或蟾蜍)一同放入干燥器内,将盖子盖严,以 2000m/min 速度开始抽气减压,直至近 10 000m 模拟海拔高度,观察动物的活动状况及存活时间。

【实验结果观察与记录】

将实验结果记录在表 4 - 17 中。

表 4 - 17　减压过程中小白鼠活动状况及存活时间

	一般活动状况	呼吸状况 (频率、深浅)	出现惊厥的时间 (min)	存活时间 (min)
注射生理盐水的成年小白鼠				
初生小白鼠				
注射咖啡因的小白鼠				
注射氯丙嗪 + 冰冻的小白鼠				
青蛙(或蟾蜍)				

【注意事项】

1.小白鼠腹腔注射应稍靠左下腹,勿损伤肝脏,也应避免将药液注入肠腔或膀胱。

2.咖啡因和氯丙嗪最好在抽气减压前 30 分钟左右注射,以便药物能充分发挥药效,使实验结果确切。

3.注射氯丙嗪的小白鼠需在注射氯丙嗪一段时间后再将动物埋入碎冰中。

【思考题】

1.请解释影响缺氧耐受性因素实验中所观察到的实验结果。

2.咖啡因对中枢神经系统有何作用? 氯丙嗪对精神活动和行为有什么影响?

实验八　急性低氧对家兔肺动脉压和血压的影响

【实验目的】

1.通过吸入低氧气体,观察肺动脉压、血压、呼吸、心率的变化特点。

2.比较肺循环和体循环对低氧反应的差异。

3.探讨急性低氧时肺动脉压增高的机制。

【实验设计原理】

肺循环的特点是流量大、压力低、阻力小、容量大,有利于使流经肺的血液充分氧合。缺氧可引起肺血管收缩,特别是肺泡气氧分压降低引起的肺血管收缩更明显。肺血管收缩主要发生在肺中小动脉,从而引起肺动脉压增高。肺血管收缩可改善肺通气-血流比例,有利于气体交换,但肺动脉压力增高不仅会导致右心后负荷增加,也是高原肺水肿发生的重要原因。

急性低氧时,体循环由于受到交感神经兴奋和外周化学感受器的作用,其心脏和血管也发生相应的改变,致使血压、心率等发生变化。

本实验通过吸入低氧气体,降低肺泡气 PO_2,从而引起肺血管收缩,肺动脉压力增高。同时本实验也可观测缺氧对体循环血压的影响。

【实验动物】

家兔。

【实验药品与器材】

1.**器材**　兔手术台、哺乳动物手术器械1套、Y型气管导管、橡皮管、纱布、棉线、注射器(1ml、2ml、5ml)、听诊器、滤纸、电子秤、接三通活塞的肺动脉导管、动脉导管、静脉导管、压力换能器2个、多道生理记录仪。

2.**药品**　25%乌拉坦、0.9%生理盐水、0.3%肝素钠生理盐水、1%普鲁卡因、10% O_2 和90% N_2 混合气体。

【实验观察指标】

1.**呼吸功能**　呼吸节律、频率和深度,呼吸音。

2.**血流动力学**　血压、中心静脉压、心率、肺动脉压。

3.**解剖观察**　肺、心脏大体病理改变。

【实验方法与步骤】

1. 手术准备

(1)家兔称重,在其耳缘静脉注射25%乌拉坦(5ml/kg),待其麻醉后将其以仰卧位固定于兔手术台上。

(2)气管插管。剪去颈部和右侧胸部的被毛,沿颈部正中线切开皮肤,逐层钝性分离皮下结缔组织和肌层,暴露气管,切开气管,插入气管导管,用粗线固定。剪下橡胶手套手指部1cm固定在Y型气管导管一侧,并在指尖部开一小口,形成简易活瓣。

(3)颈总动脉插管。分离左侧颈总动脉,结扎远心端,用动脉夹夹闭近心端,朝心脏方向插入带三通活塞的动脉导管(导管内充满生理盐水,排出所有空气),结扎固定,连接好压力换能器和多道生理记录仪,实时记录血压变化。

(4)静脉插管。钝性分离左侧颈外静脉。耳缘静脉按2ml/kg注射0.3%肝素钠生理盐水使全身肝素化。结扎颈外静脉远心端,插入静脉导管后打单结固定,连接中心静脉压计,通过三通往中心静脉压计中注满生理盐水至排出所有空气。打开三通,继续将静脉导管插入5~6cm,观察到中心静脉压计中的液面不再继续下降,且随呼吸明显波动时(此时的数值即为中心静脉压值),固定导管。

(5)肺动脉插管。钝性分离右侧颈外静脉,结扎远心端,插入肺动脉导管(充满生理盐水排出所有空气)后打单结固定,连接压力换能器(充满生理盐水排出所有空气),再连接多道生理记录仪,继续插入肺动脉导管,边插边观察压力波变化,当其形态从静脉波变为右心室压力波(图4-10)时,表明导管已进入右心室,继续稍稍插入肺动脉导管;当波形变为肺动脉波形(图4-11)时,表明导管已进入肺动脉,此时打双结固定导管。

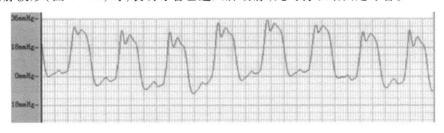

图4-10 家兔正常右心室压力波形

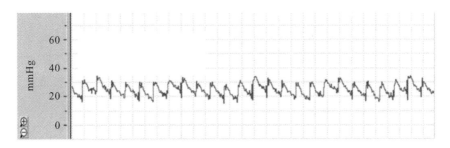

图4-11 家兔正常肺动脉压力波形

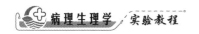

2.低氧模型复制

(1)待家兔安静约5分钟后,听诊心音、呼吸音;描述并记录其呼吸频率和幅度、血压、中心静脉压、肺动脉压。

(2)给预先充满低氧混合气体的氧气袋连接上Y型气管导管,立即打开氧气袋开关,并计时。每隔5min观察上述各指标的变化并记录。随着混合气体的消耗,可将适量物体放置其上,以增加袋内压力。

(3)记录5组数据后,拔掉氧气袋管,并立即计时。每隔5min观察上述各指标的变化并记录。

(4)处死家兔,解剖胸、腹腔,观察有无积水及心脏的大小有无变化。肺外观有无淤血,肺切面有无液体流出。

【实验结果观察与记录】

将实验结果记录在表4-18中。

表4-18 家兔急性缺氧后呼吸与循环功能的变化

观察指标	实验前	吸入低氧气体后					恢复正常供氧后			
		5min	10min	15min	20min	25min	5min	10min	15min	20min
呼吸频率										
呼吸幅度										
呼吸音色										
心率										
血压										
中心静脉压										
肺动脉压										

【注意事项】

1.动物麻醉深度合适,过深过浅均会影响实验进程和结果。手术切口处可先注射普鲁卡因局部麻醉。

2.静脉壁薄,分离时不可撕扯、用力分离,谨防撕裂静脉壁。

3.导管尖端不可过于锋利,谨防刺破血管壁引起内出血而造成动物死亡。

肺动脉插管要有耐心。若导管插入较深,而压力波仍为静脉波形,则可能已经进入下腔静脉,可退出一段距离后重新插入。

【思考题】

1.低氧通气反应有什么意义?

2.缺氧引起肺血管收缩的机制主要是什么?

3.缺氧性肺动脉高压的形成机制主要是什么?

4.急性低氧时,中心静脉压的变化特点及机制是什么?

实验九 家兔失血性休克

【实验目的】

1.复制家兔失血性休克模型,观察休克发生发展过程中呼吸/循环系统功能以及微循环变化。

2.探讨失血性休克的治疗措施和方案及其效果。

3.探讨失血性休克的发病机制。

【实验设计原理】

休克是多病因、多发病环节、有多种体液因素参与,以机体循环系统功能紊乱,尤其是微循环功能障碍为主要特征,并可能导致器官功能衰竭等严重后果的复杂的全身调节紊乱性病理过程。血容量、心泵功能和血管容量是影响循环系统组织灌流的三个基本因素。

本实验通过颈动脉放血的方法复制低血容量性休克。快速失血导致循环血量不足,引起心输出量减少,动脉血压下降,同时反射性地引起交感神经兴奋,外周血管收缩,组织器官微循环的灌流量急剧减少,引起微循环障碍,导致失血性休克。探讨补充血容量,以及在其基础上运用收缩、舒张血管活性药物的治疗效果。

【实验动物】

家兔。

【实验药品与器材】

1.**药品** 25%乌拉坦、1%普鲁卡因、0.3%肝素钠生理盐水、654-2注射液、去甲肾上腺素注射液、生理盐水。

2.**器材** 输液输血装置、动脉和静脉导管、输尿管导管、微循环观察装置、显微镜、注射器(1ml、20ml、50ml)、烧杯、手术器械、中心静脉压测定装置、压力换能器、多道生理记录仪。

【实验观察指标】

1.一般状况,皮肤黏膜颜色。

2.呼吸、血压、心率、中心静脉压、尿量。

3.肠系膜微循环(微动脉或微静脉血流速度和收缩、舒张程度等)。

【实验方法与步骤】

1.**手术准备**

(1)家兔称重,在其耳缘静脉注射25%乌拉坦(5ml/kg),待其麻醉后将其以仰卧位固定于兔手术台上。

（2）在颈部正中做切口，钝性分离左侧颈总动脉及右侧颈外静脉，穿双线备用。通过耳缘静脉注射 0.3% 肝素溶液（2ml/kg）。在右侧颈外静脉插管，导管通过三通管连接输液瓶和中心静脉压（CVP）测定装置，分别用来输液和测定 CVP。在测 CVP 前，缓慢滴注生理盐水（5~10 滴/分），保持静脉通畅。左侧颈总动脉导管，接三通管，通过压力换能器连接至多道生理记录仪，在计算机上设置好测量参数，记录动脉血压。

（3）输尿管插管。①下腹部剪毛，在耻骨联合上缘正中线切开皮肤 4cm，沿腹白线剪开腹壁，暴露膀胱。②用手轻轻将膀胱拉出腹腔，反转膀胱暴露膀胱三角，于膀胱三角辨别输尿管（注意与输精管、输卵管区别，前者直后者弯曲），将输尿管周围组织分离干净，分离输尿管约 2cm。③于输尿管下方穿两根丝线，将近膀胱端的输尿管用一丝线结扎，另一丝线备用。④一手小指挑起输尿管，用眼科剪于结扎线处输尿管剪一斜形切口；将充满生理盐水的细塑料导管向肾脏方向插入输尿管内，用备用丝线结扎固定。⑤调整、固定导管，使其与输尿管保持同一走向，防止导管尖端翘起成夹角，影响尿液流出。

（4）肠系膜微循环观察。在侧腹直肌旁做约 6cm 长的纵形切口，钝性分离肌肉，打开腹腔后，选择一段游离度较大的小肠袢（可选取回盲部肠系膜），沿盲肠系膜轻轻地将一段游离度较大的回肠和肠系膜拉出腹腔外，用止血钳夹住腹部切口，以防肠管外溢。将肠系膜放置在微循环恒温灌流盒内，在显微镜下观察肠系膜微循环情况。调整视野，确认肠系膜微动脉、微静脉、毛细血管。连续观察微循环血流速度及微动脉和微静脉收缩、舒张程度。

2. 正常生理指标的记录　记录放血前的上述指标。

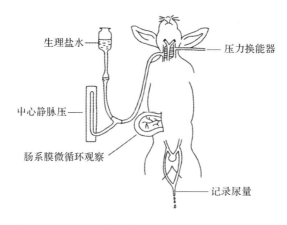

图 4-12　家兔失血性休克实验示意图

3. 失血性休克动物模型的复制及救治

（1）放血　打开颈总动脉导管与注射器相连的侧管，使血液从颈总动脉流入注射器内。当动脉血压降至 60mmHg 时，观测并记录相关指标；继续放血至血压为 40mmHg，动态观测 30min,每 5 分钟记录一次指标变化情况,其间通过调节注射器内放出的血量(动脉放血、静脉输血),使血压稳定在 40mmHg。如果时间允许,可继续延长时间进行观察。

(2)抢救 同一实验室可按下述方案分组进行抢救,将液体或血液倒入输液瓶内,快速输液(50 滴/分)行抢救。输完后再次测定前述各项指标。抢救分组如下:

①失血量等量的生理盐水 + 失血量等量的全血 + 去甲肾上腺素 0.75mg/kg。

②2 倍失血量生理盐水 + 失血量等量的全血 + 654 - 2(山莨菪碱)1mg/kg。

③2 倍失血量生理盐水。

④失血量等量的全血。

输液、输血后再观察并记录抢救过程中各项指标变化。

除上述分组外,也可根据现有条件自行设计抢救方案以进行抢救。

【实验结果观察与记录】

将实验结果记录在表 4 - 19 中。

表 4 - 19 家兔放血前后及抢救后不同时期循环系统状况

观察指标		放血前	血压到 60mmHg	血压到 40mmHg						抢救后		
				5min	10min	15min	20min	25min	30min	10min	30min	60min
失血量												
一般状况												
皮肤黏膜颜色												
呼吸频率和幅度												
收缩压												
舒张压												
脉压差												
中心静脉压												
心率												
尿量												
微循环灌流状态	血流速度											
	微动脉收缩程度											
	微动脉舒张程度											
	微静脉收缩程度											
	微静脉舒张程度											

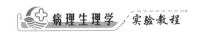

【注意事项】

1.麻醉要深浅适度,过深会严重抑制呼吸;过浅时动物因疼痛而挣扎,可能引起神经源性休克。手术过程中,若动物有疼痛反应,可酌情补充少量1%普鲁卡因做浸润麻醉。

2.牵拉肠袢要轻,以免引起严重低血压,外周循环衰竭。

3.尽量减少手术出血,颈部、腹部手术注意钝性分离,可在同一实验室不同组之间适当分工以减少手术创伤,如有的小组只观察微循环和血压。

4.动、静脉导管以及压力换能器的管道内要预先充满肝素溶液。静脉导管插入后,应立即缓慢滴注生理盐水,保持管道畅通。

5.观察微循环时,要分清动脉、静脉及毛细血管,选好标志血管,固定视野。

6.本实验因手术较多,宜几个人分工协作,以保证实验成功率。

【思考题】

1.本实验是否成功地复制了休克动物模型,依据是什么?

2.失血性休克时,各项生理指标及肠系膜微循环有何变化?为什么?

3.失血性休克如何抢救,不同作用的药物效果如何?

实验十 家兔急性呼吸衰竭

【实验目的】

1.通过造成动物窒息、气胸和肺水肿的方法,复制I型和II型急性呼吸衰竭的动物模型。

2.掌握阻塞性、限制性和通气/血流比例失调时的血气改变。

3.掌握血气测定的动脉取血方法、注意事项以及对血气报告单的判读。

【实验设计原理】

正常呼吸功能的维持除了有通畅的呼吸道和肺的正常顺应性外,均匀的肺血液灌流及其与肺通气的协调(通气/血流比例)是保证血液能被充分动脉化的先决条件之一。此外,完整的胸廓、胸膜腔的负压、健全的呼吸肌、呼吸中枢的兴奋性及其支配呼吸肌传出神经的正常传导功能等,都是完成外呼吸功能的必要保证。当这些因素中的任一环节功能受损而出现外呼吸功能严重障碍,以致动脉血氧分压(PaO_2)低于60mmHg,或伴有动脉血二氧化碳分压($PaCO_2$)高于50mmHg,称为呼吸衰竭。

1.窒息引起的呼吸衰竭 肺泡是肺泡中的气体与血液中的气体交换的场所,肺泡通气量为有效通气量。气体由外界进入肺泡必须克服呼吸阻力,包括弹性阻力和非弹性阻力。气道阻力是通气过程中气体流动时气体分子之间、气体与气道壁之间产生摩擦而形成的非弹性阻力,而气道内径则是形成气道阻力最主要的因素,气道受压、堵塞,气道平滑肌痉挛,气道壁肿胀或纤维化等都可使气道内径狭窄或不规则而增加气流阻力,引起阻塞性通气不足。

本实验通过夹闭动物气管导管套管,造成动物阻塞性通气功能障碍,使其形成窒息或不完全窒息,复制Ⅱ型呼吸衰竭模型,同时观察血气变化。

2. 气胸引起的呼吸衰竭 正常胸膜腔处于负压状态,即胸膜腔内压低于肺内压,使肺维持扩张状态,不致因弹性回缩而萎缩,同时也是肺能随着胸廓扩大和缩小而被动张缩的必要条件,使呼吸运动得以维持。气体进入胸膜腔叫作气胸,若气体通过不完整的胸壁自由进出胸膜腔,使胸膜腔直接与大气相通则为开放性气胸。气胸时胸膜腔负压被破坏,与肺内压相等,此时肺由于弹性回缩力而萎缩,以致呼吸运动时肺的被动张缩范围减小,吸气时肺顺应性降低,扩张受限,出现限制性肺泡通气不足;同时,肺的弥散面积减小,气体弥散功能障碍;此时,病侧通气/血流比例降低,出现静脉血掺杂,而健侧肺由于缺氧引起代偿性通气过度,则肺通气/血流比例升高,出现死腔样通气。以上原因均可使静脉血中 PaO_2 降低或(和)$PaCO_2$ 升高,导致Ⅰ型(PaO_2 降低)或Ⅱ型(PaO_2 降低伴 $PaCO_2$ 升高)呼吸衰竭。

本实验通过胸壁直接穿刺造成一侧胸腔的开放性气胸,复制限制性通气功能障碍、弥散障碍和通气/血流比例失调所引起的Ⅰ型或Ⅱ型呼吸衰竭模型,观察动物血气和呼吸运动变化,同时揭示胸腔负压的作用。

3. 肺水肿引起的呼吸衰竭 正常肺组织具有较强的抗水肿特性,肺间质液的回收明显大于流出,从而保证了肺泡的相对"干燥"和正常功能。当过量的液体积聚在肺间质或进一步溢入肺泡腔称为肺水肿(间质性或肺泡性)。在病理情况下,如体循环血液大量转入肺循环或使肺毛细血管内静水压有大幅度的升高,肺毛细血管有效滤过压升高,肺组织液生成大于回流,就会发生肺水肿。

本实验在快速、大量输入等渗液的基础上,注入肾上腺素造成动物肺水肿。快速大量输液可引起血容量增加、血液稀释而致血管内流体静压升高、胶体渗透压降低;肾上腺素可作用于 α 受体密度较大的外周血管,引起体循环外周血管广泛收缩,血液由体循环向低压低阻的肺循环转移,肺血容量增加;肺血管收缩可引起肺静脉压升高,使肺毛细血管压升高,液体滤出增多。也可采用气管内滴注高渗葡萄糖液和静脉注射油酸的方法复制肺水肿动物模型。油酸可造成肺组织损伤,导致肺淤血、肺出血、肺水肿等急性呼吸窘迫综合征(ARDS)的病理改变。

肺水肿时肺的顺应性降低,易发生肺泡限制性通气不足;间质性肺水肿可使气体弥散膜厚度增加,若有肺泡性肺水肿存在,则弥散面积减小,造成弥散障碍;肾上腺素引起的肺水肿,由于体循环血大量转入肺循环,使肺血流量增加,则通气/血流比例失调,从而导致Ⅰ型或Ⅱ型呼吸衰竭。

【实验动物】

家兔。

【实验药品与器材】

1. **药品** 25%乌拉坦、0.9%生理盐水、0.3%肝素钠生理盐水、0.1%肾上腺素、10%葡萄糖溶液、油酸、1%普鲁卡因。

2. **器材** 兔手术台、哺乳动物手术器械1套、Y型气管导管、橡皮管、细塑料管、纱布、棉线、弯针、针头（6、9、16号或腰椎穿刺针）、注射器（1ml、2ml、5ml、20ml）、小橡皮块、听诊器、滤纸、婴儿秤、天平、接三通活塞的动脉导管、静脉导管和输液装置、U型水检压计、气流传感器、张力传感器（或气流传感器）、多道生理记录仪（或微机多道生理信号分析系统）、血气分析仪。

【实验观察指标】

1. 呼吸运动，如呼吸节律、频率和深度。

2. 胸膜腔内压力。

3. 动脉血气，如 PaO_2、$PaCO_2$、动脉血氧饱和度（SaO_2）。

4. 肺部啰音、气管分泌物。

5. 计算肺系数。

【实验方法与步骤】

（一）手术准备与正常生理指标的记录

1. 手术准备

（1）家兔称重，在其耳缘静脉注射25%乌拉坦（5ml/kg），待其麻醉后以仰卧位固定于兔手术台上。

（2）气管插管。剪去颈部和右侧胸部被毛，沿颈部正中线切开皮肤，钝性分离暴露气管，以倒"T"字形切口切开气管，插入Y型气管导管，用线固定。

（3）动脉插管。分离左侧颈总动脉，夹闭近心端，结扎远心端，在结扎线和动脉夹之间（尽量靠近远心端）用眼科剪斜行剪开动脉壁（约占血管口径的1/3），在近心端插入带三通活塞的动脉导管（导管内充满0.3%肝素钠生理盐水），结扎固定，用于抽取动脉血。

（4）静脉插管。钝性分离右侧颈外静脉，结扎远心端，靠近结扎处近心端用眼科剪斜行剪开静脉壁（约占血管口径的1/3），插入充满0.3%肝素钠生理盐水的静脉导管，结扎固定后与输液装置相接，并试行滴注，通畅后暂停输液。

2. 呼吸的运动描记 可采用张力传感器法或气鼓描记法。

（1）**张力传感器法** 在剑突下方沿腹白线做2cm左右的切口，用弯针在兔的剑突上穿一条线并固定，此线的另一端接张力换能器的敏感梁，张力换能器输入多道生理记录仪（或微机生理信号处理系统），调节剑突与张力计敏感梁之间的距离，使张力适中（看敏感梁是否随呼吸上下移动），描记呼吸曲线（详细步骤见第三章第五节以及图3－15）。

（2）气流传感器法　将 Y 型气管导管的一侧外管与气流传感器相连,接入微机多道生理信号分析系统,描记呼吸频率和深度。

3.胸膜腔内压测量　于动物右胸第 4 至第 5 肋间隙刺入借塑料管与三通活塞相连的 16 号针头或腰椎穿刺针(充满生理盐水),插入至有落空感即可(注意:三通活塞须关死,不能与大气相通)。将三通活塞与 U 型水检压计(事先灌满生理盐水)相连,使三通活塞开关与针头相通,此时靠近胸腔一侧水柱上升,表明已进入胸腔。观察水柱随呼吸变化及幅度的改变,由水检压计直接读取读数(图 4 - 13)。

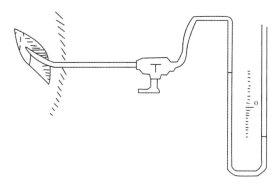

图 4 - 13　U 型水检压计检测胸内压示意图

4.血气分析　注意采血方法。用 1ml 注射器吸取少量 0.3% 肝素钠生理盐水,将管壁湿润后推出,使注射器死腔和针头都充满肝素生理盐水,然后将针头刺入小橡皮块内以隔绝空气。另用 2ml 注射器抽出动脉导管内的死腔液,将准备好的 1ml 注射器的针头去掉,打开三通活塞,并立即插入三通活塞,有血液自动涌入注射器,取血 0.5ml 左右(注意勿让气泡进入)。关闭三通活塞,拔出注射器并立即套上原针头,搓动注射器 30s,使血液与肝素混合。取血后将 2ml 注射器中的液体推回导管内,将血液推回血管内,以防导管内凝血。血液标本立即送检做血气分析(同时记录动物体温)。注意取血时切忌与空气接触,如针管内有小气泡,要立即排出。

5.记录正常指标　所有准备就绪后,动物稳定 5min,记录呼吸曲线和胸膜腔内压,并采血做血气分析,作为正常对照。

(二)呼吸衰竭模型的复制

1.窒息引起的呼吸衰竭模型的复制

（1）用止血钳完全夹闭气管套管上端两侧的橡皮管,造成气道完全堵塞,使动物处于窒息状态 20s,观察其呼吸运动、胸膜腔内压变化,同时取血做血气分析,并判断呼吸衰竭的类型。也可在气管套管的橡皮管上扎几个针眼,造成不完全气道阻塞。或者通过夹闭气管套管一侧的橡皮管,另一侧可部分夹闭,同样引起不完全气道阻塞。

（2）松开止血钳,使动物恢复正常呼吸 10min。

2. 气胸引起的呼吸衰竭模型的复制

（1）打开连接水检压计上的三通活塞,使胸腔直接与大气相通,造成右侧开放性气胸,记录呼吸运动变化。3 ~ 5 分钟后取血做血气分析,并判断呼吸衰竭的类型。

（2）将三通活塞开关与水检压计相连,观察此时胸膜腔内压的变化。

（3）用 20ml 注射器经三通活塞将胸腔内的空气抽尽,观察胸膜腔内压的变化。

（4）使动物恢复正常呼吸 10min。

3. 肺水肿引起的呼吸衰竭模型的复制(根据实验条件可任选其一)

（1）方法一:生理盐水 + 肾上腺素引起的肺水肿模型的复制

①由右侧颈外静脉导管输入 37℃生理盐水,80ml/kg,速度为 150 ~ 180 滴/分,输完后将肾上腺素按 0.5mg/kg 用生理盐水稀释 10 倍后加入输液瓶中,继续滴注。肾上腺素输完后可酌加少量生理盐水,以 10 ~ 15 滴/分的速度维持通道,必要时第二次用药。

②输液过程中密切观察呼吸运动变化,注意有无呼吸困难、急促,肺部有无啰音,气管导管口有无粉红色泡沫液体溢出。如这些变化不明显,可重复使用肾上腺素(用法与用量同上),直至出现明显的肺水肿表现,此时取血做血气分析,并判断呼吸衰竭的类型。

③在气管导管下方用止血钳夹住气管,剪开胸壁,在气管分叉处用线结扎,在其上方剪断气管,小心地分离心脏及血管,将肺取出。

④观察肺大体改变,注意颜色。用滤纸吸干肺表面水分,用天平准确称取肺重量,计算肺系数〔肺系数 = 肺湿重(g)/体重(kg),正常肺系数为 4 ~ 5〕。

⑤切开肺脏,观察切面有无液体溢出(注意量、颜色、性质)。

（2）方法二:油酸引起的肺水肿模型的复制

①由颈外静脉导管注入油酸 0.06 ~ 0.08ml/kg,分别于注射后 30 分钟、60 分钟记录呼吸运动,观察呼吸音及气管分泌物变化,并取血做血气分析,判断呼吸衰竭的类型。

②操作步骤同方法一之③ ~ ⑤。

（3）方法三:高渗葡萄糖液引起的肺水肿模型的复制

①抬高兔头约 30°,保证气管位于正中位。用 5ml 注射器取 10% 葡萄糖液约 2ml(依动物大小而定),将针头插入气管套管内,5 分钟内缓慢匀速滴入,3 ~ 5 分钟后放平兔头。

②密切观察上述呼吸运动、呼吸音和气管分泌物变化,出现明显肺水肿后,记录呼吸变化,并取血做血气分析,判断呼吸衰竭的类型。

③操作步骤同方法一之③ ~ ⑤。

【实验结果观察与记录】

将实验结果记录在表 4 - 20 中。

表 4 - 20　家兔急性呼吸衰竭时呼吸运动及血气等改变

	呼吸运动 （频率、深度、节律）	血气			肺部啰音	气管分泌物	肺系数 （肺湿重/体重）
		PaO_2	$PaCO_2$	SaO_2			
正常							
窒息后即刻							
恢复 10 分钟后							—
气胸后							
恢复 10 分钟后							
方法一（生理盐水 + 肾上腺素法）							
滴注生理盐水后							
肾上腺素输完后							
出现气管分泌物							
方法二（油酸法）							
注射油酸后 30 分钟							
注射油酸后 60 分钟							
方法三（高渗葡萄糖液法）							
滴完放平后 5 分钟							
滴完放平后 10 分钟							
滴完放平后 30 分钟							

【注意事项】

1. 动物麻醉不可过深,否则会影响实验结果。如动物因手术切口疼痛而挣扎,可在伤口上滴少量 1% 普鲁卡因。

2. 气管导管的大小应与兔气管的粗细相近,导管上端两侧管上的橡皮管不应太长,否则会增加呼吸死腔。

3. 胸腔穿刺时不要插得过猛和过深,以免刺破肺组织和血管形成气胸和血胸。连接穿刺针与水检压计的三通活塞时切忌与大气相通。如针头刺入胸壁已相当深,接检压计后仍未见水面波动,应停止刺入,将针头转动一下或稍微摆动一下角度。如仍无效,应拔出针头,检查针口是否被组织碎片或血块堵塞,疏通后再穿。气胸后胸腔内的空气一定要抽尽,可通过旋转三通活塞连接水检压计判断。

4. 窒息时间不宜过长,事先应做好抽血准备,采血结束后应立即松开止血钳,恢复正常呼吸。如出现呼吸暂停,应立即用气囊接气管导管进行人工呼吸或在胸外挤压辅助呼吸。

5. 复制肾上腺素引起的肺水肿时,应控制输液速度,不要太快,以 150～180 滴/分为宜。第一次输入后若肺水肿不明显,可重复输入,两次间隔时间以 10～15 分钟为宜。

6. 剖取肺脏时,气管务必用线结扎,防止水肿液外流或血液进入气管。游离肺脏时,操作要小心,防止肺表面损伤而引起水肿液外流,影响肺系数的准确性。

7. 取血时严格按照操作步骤进行,切勿进入气泡,否则影响血气参数。

【思考题】

1. 判断Ⅰ型或Ⅱ型呼吸衰竭的依据是什么? 窒息、气胸、肺水肿引起的各是哪型呼吸衰竭?

2. 肺水肿引起呼吸衰竭的机制是什么? 呼吸运动是如何影响酸碱平衡的?

3. 肾上腺素引起肺水肿的机制是什么?

4. 呼吸衰竭引起的机体缺氧属哪种类型的缺氧? 有何特点?

实验十一　家兔急性右心衰竭

【实验目的】

1. 复制家兔急性右心衰竭的动物模型。

2. 观察家兔急性右心衰竭时血流动力学的主要变化。

3. 通过实验,加深对急性右心衰竭的发生机制及病理变化的理解。

【实验设计原理】

心力衰竭是由于各种致病因素导致心肌收缩或舒张功能障碍,心输出量绝对或相对减少,不能满足机体代谢需要的一种病理生理过程或综合征。心力衰竭的常见病因包括:①右心室压力或容量负荷增大,超过心脏的代偿能力;②引起心肌收缩、舒张功能障碍的原发性或继发性病因,如心肌缺血、梗死和心肌炎等。此外,感染、妊娠等增大机体代谢需求的因素是心力衰竭的重要诱因。

急性右心衰竭是指急性右心心肌损害或右心负荷突然加重,导致右心输出量骤降、体循环淤血,可伴有左心输出量减少,组织器官灌流量下降的临床综合征。

本实验采用增加右心前、后负荷的方法复制急性右心衰竭模型。给家兔耳缘静脉注射栓塞剂后,栓塞剂经右心回流至肺脏,造成急性肺小血管栓塞,引起肺动脉压升高,即右心室后负荷增加;同时通过快速大量输液引起家兔右心室前负荷增加。由于短时间内家兔右心前、后负荷过度增加,右心功能失代偿导致急性右心衰竭。

【实验动物】

家兔。

【实验药品与器材】

1. **药品** 25%乌拉坦、生理盐水、0.3%肝素钠生理盐水、4%氢氧化铁悬液、1%普鲁卡因。

2. **器材** 家兔手术台,常规手术器械1套,生物信号采集系统1套,接三通活塞的动脉导管,静脉导管(右心导管)和输液装置各1套,U型水压计1个,呼吸换能器1个,压力换能器1个,听诊器1副,婴儿秤1个,电子秤1个,Y型气管导管,橡皮管、静脉导管各1根,(6号、9号、16号或腰椎穿刺针)针头及(1ml、2ml、5ml、20ml)注射器各1个,纱布、棉线、弯针、小橡皮块和滤纸若干。

【实验观察指标】

1. **呼吸功能** 节律、频率和深度,呼吸音。

2. **血流动力学** 中心静脉压、心率、心音、右心室功能(RVSP、$\pm dp/dt$)。

3. **病理变化** 腹水情况,肺、心和肝等脏器病理改变。

【实验方法与步骤】

1. **手术准备**

(1)麻醉规定 家兔称重,在其耳缘静脉注射25%乌拉坦(5ml/kg),待其麻醉后以仰卧位固定于家兔手术台上。

(2)动脉插管 剪去颈部被毛,皮下酌量注射1%普鲁卡因局部浸润麻醉,沿颈部正中线切开皮肤,逐层钝性分离皮下结缔组织和肌层,分离左侧颈总动脉,结扎远心端,近心端插入带三通活塞的动脉导管(导管内充满0.3%肝素生理盐水),结扎固定,连接压力换能器至生物信号采集系统。

(3)静脉插管 钝性分离右侧颈外静脉。在耳缘静脉按2ml/kg注入0.3%肝素钠生理盐水使家兔全身肝素化。将右心室导管和压力换能器紧密连接,并给换能器和整个管路充满生理盐水。结扎颈外静脉远心端,在结扎线下约0.5cm处静脉壁上剪一小斜口,插入充满生理盐水的右心导管。插入时注意让右心导管前端的弯曲朝向家兔身体的左前方。将静脉壁和右心导管先扎一单结,然后继续插入。在插管过程中注意保持导管位置,不要使其旋转,一边插入一边观察压力波形,当压力波形从静脉压力波形变为心室压力波形时,即表示导管插入右心室(图4-14)。此时再插入0.5~1.0cm,将导管和颈外静脉结扎固定,描记右心室压力变化。导管插入深度约为6~8cm,若导管插入较深,而压力波形仍为静脉压力波形,导管可能已经进入下腔静脉,此时可退出一段后重新插入。

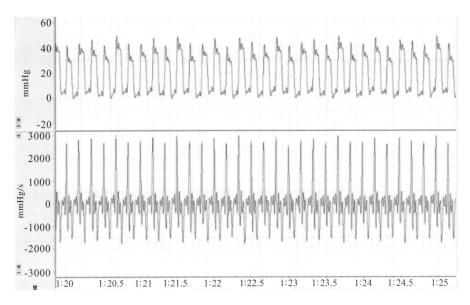

图 4 - 14 　右心室压力波形

在颈外静脉下穿两根线,结扎远心端,夹闭近心端,在结扎线下方的静脉壁上剪一小斜口,插入连接中心静脉压计(通过三通接口)并充满生理盐水的塑料导管(见图 3 - 4),松开夹子,继续插入塑料导管约 5 ~ 6cm,观察中心静脉压计中的液面不再继续下降,且随呼吸明显波动时,结扎固定导管。此时液面高度对应的值即为中心静脉压值。如无液面波动表示导管不通,可加少许生理盐水冲洗,或将导管稍加旋转、进退,直至出现液面波动为止。输液时将中心静脉压开关关闭,打开输液通道,输入生理盐水。

2.实验及观察记录

(1)调节检测呼吸、血压和右心室压力的生物信号采集系统以及检测中心静脉压的水压计,待家兔安静 5 分钟,听诊心音、呼吸音(注意双肺有无水泡音);检测呼吸频率和幅度、血压、中心静脉压、右心室收缩压和 ± dp/dtmax,并做肝颈静脉回流征实验(测定中心静脉压后压迫肝区,若中心静脉压升高,为阳性,反之则为阴性)。

(2)通过耳缘静脉缓慢注入 4% 氢氧化钠悬液,同时注意血压、中心静脉压、右心室压力和呼吸等的改变,当出现血压下降,中心静脉压开始上升时,暂停注射,观察 3 ~ 5 分钟,如血压恢复到实验前水平,继续缓慢注入少量氢氧化铁,直至血压下降 20mmHg 或中心静脉压明显升高为止。测定并记录上述各项指标。

(3)待 5 ~ 10 分钟后,以 5ml/(kg·min)的速度快速输入生理盐水,输液量每增加 50ml,测各项指标一次,输液的总量约为 200 ~ 250ml。

(4)家兔死亡,挤压胸壁,观察气管内有无分泌物流出,解剖胸、腹腔(勿损伤血管,以免出血而妨碍观察),注意胸腔及腹腔内有无积水,观察肝脏的体积和外观,观察心脏的大小,心腔体积有何改变,注意肺外观有无淤血,肺脏切面有无液体流出。

【实验结果观察与记录】

将实验结果记录在表4-21中。

表4-21 实验前与不同处理后家兔呼吸、循环相关指标

观察指标	实验前	注射氢氧化铁后		输入生理盐水后			
		0.5ml	最大用量	50ml	100ml	150ml	200ml
呼吸频率(次/分)							
呼吸幅度							
心率(次/分)							
心音							
血压(mmHg)							
中心静脉压(cmH$_2$O)							
右心室收缩压(mmHg)							
± dp/dtmax							
肝颈静脉回流征							
解剖观察	气管内有无分泌物;有无胸水和腹水;心脏各腔体积变化;肺脏外观和切面;肠系膜充血情况;肠壁有无水肿;肝脏体积和外观等。						

【注意事项】

1.动物麻醉不可过深,否则会影响实验结果。如动物因手术切口疼痛而挣扎,可在伤口上滴少量1%普鲁卡因。

2.颈静脉壁很薄,游离时应注意,用小血管钳在静脉壁两侧仔细分离,谨防撕裂静脉壁。

3.各导管要固定妥善,谨防动物挣扎时脱落。

4.若在实验过程中中心静脉压计液面波动消失,或管中回流入较多血液时,可再给中心静脉压计中充入几毫升生理盐水,但须注意,水柱中不能有气泡。

5.氢氧化铁的推注速度不要过快,以免造成严重的急性肺梗死,导致动物迅速死亡而影响预期的实验结果。

6.当输液量超过200ml/kg,但观察指标仍无显著改变时,应再补充注入少量氢氧化铁。

【思考题】

1.本实验复制右心心力衰竭模型的原理是什么?

2.实验中呼吸、血压、心音强度、中心静脉压及肝颈静脉回流征实验发生了什么变化，其变化说明了什么？

3.本实验中是否发生肺水肿？若有，其发生机制如何？若有，是否是由左心衰竭引起？

4.本实验可能存在哪些类型的缺氧？

实验十二　家兔实验性肝性脑病

【实验目的】

1.复制急性肝功能不全的动物模型。

2.观察血氨升高在肝性脑病发病机制中的作用。

3.探讨肝性脑病治疗的基本措施。

【实验设计原理】

肝性脑病是继发于严重肝病的神经、精神综合征，其发病机制尚未完全清楚，但普遍认为肝功能不全导致的机体代谢紊乱，尤其是脑组织的功能和代谢障碍是其发病基础。目前常用氨中毒学说、γ-氨基丁酸学说（GABA 学说）、假性神经递质学说和血浆氨基酸失衡学说等解释肝性脑病的发病机制，其中氨中毒学说是其中心环节，氨代谢紊乱是促进肝性脑病发生发展的重要环节。正常情况下，机体内氨的生成和清除保持动态平衡，血氨浓度维持在正常范围。肝脏鸟氨酸循环是氨的主要代谢途径，当发生肝功能不全或衰竭时，体内鸟氨酸出现循环障碍，对氨的利用减少将导致血氨升高，如伴有摄入氨增多或上消化道出血、肝硬化门脉高压、氮质血症等加剧氨产生过多的因素，由于氨的浓度增大而清除不足，就会引起血氨增高。增多的血氨可通过血脑屏障进入脑内神经细胞，与 α-酮戊二酸结合，生成谷氨酸，并进一步生成抑制性神经递质谷氨酰胺，一方面使神经细胞三羧酸循环中间产物 α-酮戊二酸减少，影响糖的有氧代谢，同时又消耗大量还原型辅酶 A，妨碍线粒体呼吸链中的递氢过程，以致脑组织能量代谢障碍，ATP 产生不足，神经细胞功能障碍；另一方面，血氨增高同时也引起脑内兴奋性神经递质（谷氨酸，乙酰胆碱）减少和抑制性神经递质（γ-氨基丁酸，谷氨酰胺）增多，致使神经递质之间的作用失去平衡。而且，血氨增高对神经膜有抑制作用，铵根离子干扰神经细胞膜上的 $Na^+ - K^+ - ATP$ 酶活性，使 K^+ 内流减少，抑制神经冲动的传导形成，导致中枢神经系统功能紊乱。

本实验中对家兔行肝大部切除术，复制急性肝功能不全模型，再经十二指肠插管灌注氯化铵溶液，引起血氨迅速升高，使动物出现震颤、抽搐和昏迷等肝性脑病的症状；通过观察出现相应肝性脑病症状所需氯化铵用量及时间，探讨氨在肝性脑病发病机制中的作用。实验中通过耳缘静脉缓慢注入复方谷氨酸钠溶液，与血中过多的氨结合成为无毒的谷氨酰胺，由尿排出，进而降低血氨，从而改善肝性脑病的症状。

【实验动物】

家兔。

【实验药品与器材】

1. **药品** 1%普鲁卡因、生理盐水、2.5%谷氨酸钠溶液、5%葡萄糖溶液、5%氯化铵溶液。

2. **器材** 兔手术台、哺乳动物手术器械1套、纱布、塑料导管、粗棉线、弯针、细丝线、注射器(1ml、20ml、50ml)、针头(4号、7号)。

【实验观察指标】

1. 动物一般情况、呼吸频率、角膜反射、肌张力及疼痛刺激反应。

2. 动物发生痉挛时氯化铵溶液的用量(ml/kg)。

【实验方法与步骤】

1. 家兔称重,以仰卧位固定于家兔手术台上,剪去腹壁正中的被毛。

2. 从胸骨剑突起,在上腹正中用1%普鲁卡因局麻。做上腹正中切口,切口长约8cm。注意切开皮肤后,先用镊子将腹壁提起,用刀切一小口,再用剪刀沿腹白线延长切口,打开腹腔,暴露肝脏,术者左手示指和中指在镰状韧带两侧将肝脏往下压,右手持剪剪断肝与横膈之间的镰状韧带。再将肝叶上翻,剥离肝胃韧带,使肝叶完全游离。辨明肝脏各叶(图4-15)。

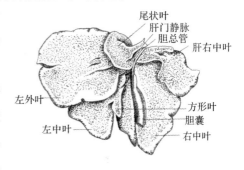

图4-15 兔的肝脏(背侧面)

3. 用粗棉线结扎肝左外叶、左中叶、右中叶和方形叶的根部,阻断血流,剪去4叶肝脏(仅留下右外叶和尾状叶),完成肝大部分切除手术(图4-16)。

4. 沿胃幽门找出十二指肠,用眼科小剪刀在肠壁做一小口,将导尿管插入肠腔约5cm,做荷包缝合固定(图4-17),以皮钳对合夹住腹壁切口,关闭腹腔。

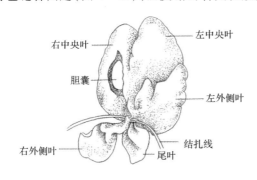

图4-16 兔肝脏的结扎(底面观)

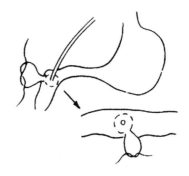

图4-17 荷包缝合

5. 观察家兔一般情况、呼吸频率、角膜反射及对疼痛的刺激反应等。

6. 每隔5分钟向十二指肠导管中注入5%氯化铵溶液5ml,仔细观察家兔一般情况、呼吸频率、角膜反射及对疼痛的刺激反应等情况,直至痉挛性发作为止。记录所用的复方氯化铵溶液总量,并计算每千克体重的用量。

7. 自耳缘静脉缓慢注入2.5%谷氨酸钠溶液30ml/kg,观察并记录治疗后上述观察指标的变化。

【实验结果观察与记录】

将实验结果记录在表4-22中。

表4-22 家兔实验性肝性脑病模型复制过程中的表现

观察指标	实验前	给氯化铵后				谷氨酸钠溶液治疗后
		5min	10min	15min	……	
动物一般情况						
呼吸频率						
四肢肌张力						
角膜反射						
对疼痛的刺激反应						

【注意事项】

1. 剪镰状韧带时,谨防刺破横膈;游离肝脏时,动作宜轻柔,以免肝破裂出血;结扎线应扎于肝叶根部,避免拦腰勒破肝脏。

2. 复方氯化铵溶液切勿漏入腹腔。

3. 动物未进行全麻,有时会挣扎,要与氨中毒所引起的强直性痉挛相鉴别。

4. 一旦出现抽搐,停用复方氯化铵溶液,并立即注射谷氨酸钠溶液抢救。

【思考题】

1. 肝性脑病的氨中毒学说的基本观点是什么?

2. 用什么方法可降低血氨?

(何文娟　廖卫公　谭小玲　陈德伟　柳君泽　唐中伟　高志奇　陈　建)

第五章 典型病例与讨论

【病例一】

患者,男,40岁,急性肠梗阻2天,呕吐频繁、乏力、尿少、口唇干燥、眼窝下陷、皮肤弹性差,脉搏116/min。化验:Hb 163g/L,血细胞比容0.55,血清钠140mmol/L,血清钾4mmol/L。

讨论:

1.患者发生的是什么类型的脱水?

2.治疗措施是什么?

【病例二】

5岁男孩,脓血便8天,高热3天,食少,多饮多尿,近2天乏力,呼吸困难2小时入院,神志不清、口唇发绀、腹膨隆、肠鸣音消失、四肢呈弛缓性瘫痪。血钠140mmol/L,血钾2.3mmo/L,血氯97mmol/L。治疗经过:除补液与抗炎外,静脉输0.3% KCl,6小时后呼吸困难缓解,10小时后四肢瘫痪消失,神志转清。此时血钾3.5mmol/L,继续补钾5天,痊愈出院。

讨论:

1.患儿是否存在低钾血症?为什么?是否缺钾?

2.患儿为何出现乏力、腹膨隆、肠鸣音消失、四肢呈弛缓性瘫痪等临床表现?

3.为什么补钾要补5天,补快点行不行?为什么?

【病例三】

患者,男,45岁,因交通事故致脾破裂,入院时血压80/60mmHg,脉搏120/min,神志尚清、口渴、皮肤苍白、尿少。

讨论:

1.估计失血量在多少毫升以上?

2.患者是否有休克,处于休克哪一期?

3.急救的原则是什么?

【病例四】

患者,男,25岁,咳嗽伴发热2天,给予青霉素静滴抗感染治疗,用药后患者突然出现气急、胸闷、烦躁不安。查体:T 38.6℃,P 140/min,R 37/min,BP 75/40mmHg,面色苍白,大汗淋漓,两肺可闻及哮鸣音,身体多部位出现红色皮疹。

讨论：

1.患者出现了什么样的病情变化？

2.患者出现这些病情变化的病理生理学原理是什么？

3.此时最紧急的救治措施是什么？

【病例五】

患者，男，39 岁。因车祸致骨盆、肱骨骨折急诊手术。术后 1 天逐渐出现憋气,烦躁不安。经皮血氧饱和度(SaO_2)87%。经面罩给氧(5L/min)后,SaO_2 增加致 89%,但症状缓解不明显。查体:T 37.2℃,P 103/min,R 32/min,BP 90/80mmHg。意识清楚,口唇发绀,双肺呼吸音对称,双肺闻及少许湿啰音。医生判断为急性呼吸窘迫综合征。

讨论：

1.患者诊断呼吸窘迫综合征的依据是什么？

2.患者出现这些病情变化的病理生理学原理是什么？

3.此时最紧急的救治措施是什么？还需完善哪些检查？

【病例六】

患者,男,60 岁,反复咳嗽、咳痰、喘息 30 年,加重 3 天。查体:桶状胸,双肺布满哮鸣音,血气分析:PaO_2 58mmHg,$PaCO_2$ 55mmHg。

讨论：

1.患者是否存在呼吸衰竭？如有,是什么类型？

2.患者的诊断是什么？

3.患者呼吸衰竭的机制是什么？针对其病理生理学机制应当采取哪些救治手段？

【病例七】

1.某心搏骤停患者,血气分析结果为:pH 7.11,$PaCO_2$ 65mmHg,HCO_3^- 20mmol/L。

2.某高位肠梗阻患者,严重呕吐伴剧烈疼痛和发热。血气分析结果为:pH 7.68,$PaCO_2$ 30mmHg,HCO_3^- 38mmol/L。

3.某肺源性心脏病患者,有长期应用利尿药史,血气分析结果为:pH 7.4,$PaCO_2$ 60mmHg, HCO_3^- 36mmol/L。

4.某流行性出血热患者,高热、全身酸痛、少尿、意识不清 1 周,血气分析结果为:pH 7.36,$PaCO_2$ 22mmHg,HCO_3^- 12mmol/L。

5.某慢性肾功能不全、尿毒症、反复呕吐患者,血气分析结果为:pH 7.39,$PaCO_2$ 42mmHg,HCO_3^- 26.2mmol/L,Na^+ 142mmol/L,Cl^- 96.5mmol/L。

讨论：

试判断以上各病例的酸碱失衡分别属于哪种类型？

【病例八】

患者,女,66岁,因糖尿病呈昏睡状态,一直未用过胰岛素治疗。检查结果:血液 pH 7.10,HCO_3^- 6mmol/L,$PaCO_2$ 20mmHg,Na^+ 140mmol/L,K^+ 7.0mmol/L,Cl^- 105mmol/L,血酮体明显升高。

讨论:

1.请判别本例酸碱失衡的类型,并说明理由。

2.患者是否存在电解质紊乱?

【病例九】

患者,男,53岁,因高血压15年、心慌气急3个月、双下肢水肿2周入院。体检:血压 200/120mmHg,气急、端坐呼吸,颈外静脉怒张,双下肢水肿,心浊音界明显向左右扩大,肺部有散在湿啰音,肝大,在肋缘下4cm,血浆 NPN 78.5mmol/L(110mg%),$PaCO_2$ 11.3mmHg,尿量900~1200ml/d,比重固定在1.010~1.020,蛋白尿(++),管型(++)。

讨论:

1.分析患者属于哪种类型的心力衰竭?原因是什么?

2.分析患者肾功能状况。

3.患者为什么出现下肢水肿?为什么出现肺部湿啰音?

【病例十】

患儿,女,2岁,因发热、咽痛3天,惊厥半小时入院。3天前上午,患儿畏寒,诉"冷",出现"鸡皮疙瘩"和寒战,皮肤苍白。当晚发热,烦躁,不能入睡,哭诉头痛、喉痛。次日,患儿嗜睡,偶有恶心、呕吐。入院前半小时突起惊厥而急送入院。尿少、色深。体检:体温 41.4℃,脉搏116/min,呼吸24/min,血压100/60mmHg,疲乏、嗜睡,重病容,面红。口唇干燥,咽部明显充血,双侧扁桃体肿大(++)。颈软。心率116/min,律齐。双肺呼吸音粗糙。实验室检查:WBC17.4×10⁹/L〔正常(4~10)×10⁹/L〕,杆状2%,淋巴16%,酸性2%,分叶80%。$PaCO_2$ 17.94mmHg。入院后立即进行物理降温,输液,纠酸及抗生素治疗。1小时后大量出汗,体温降至38.4℃。住院4天痊愈出院。

讨论:

1.试分析患儿发热的激活物和体温升高的机制。

2.患儿的体温变化表现出哪几个期?各期有何临床症状?

3.若患儿不入院治疗,其体温是否会继续升高?为什么?

4.患儿的治疗措施是否正确?

【病例十一】

患者,女,29岁,因胎盘早期剥离急诊入院。妊娠8个多月,昏迷,牙关紧闭,手足强直;眼球结膜有出血斑,身体多处有瘀点、瘀斑,消化道出血,血尿;血压80/50mmHg,脉搏

95/min、细数;尿少。实验室检查(括号内是正常值):Hb 70g/L(110~150),RBC 2.7×10^{12}/L(3.5~5.0×10^{12}/L),外周血见裂体细胞;血小板85×10^9/L〔(100~300)×10^9/L〕,纤维蛋白原1.78g/L(2~4g/L);凝血酶原时间20.9(12~14),鱼精蛋白副凝试验(3P试验)阳性(阴性)。尿蛋白+++,RBC++。4小时后复查血小板75×10^9/L,纤维蛋白原1.6g/L。

讨论:

1. 试分析该病例DIC的证据、发病机制、诱发因素和分期。

2. 患者是否存在休克?其与DIC的关系是什么?

【病例十二】

患者,男,60岁。2月前检查发现BUN 35mg/dl,血浆肌酐3.5mg/dl,脚踝肿胀2月余,近来尿量少于500ml/d。既往病史:高血压25年,2型糖尿病20年。目前的治疗措施:利尿剂、钙通道阻滞剂、胰岛素。特殊嗜好:吸烟,2包/天;喝酒,1~2次/周。查体:身高181cm,体重91kg(2周前体重为85kg),血压164/100mmHg,脉搏80/min,呼吸16/min,体温正常;双肺底可闻及湿啰音,心律正常,心脏听诊无杂音;脚踝有凹陷性水肿。实验室检查:血 Na^+141mmol/L,K^+5.9mmol/L,Cl^-102mmol/L,$PCO_2$18mmHg,HCO_3^-24.6mmol/L,BUN16.0mmol/L,血浆肌酐353.6μmol/L,内生肌酐清除20ml/min,空腹血糖10mmol/L(正常4.5~6.67mmol/L)。Ca^{2+}2.2mmol/L(正常值2.25~2.58mmol/L),白蛋白3.8mg/dl(正常3.5~5.0mg/dl),磷2mmol/L(正常0.8~1.6mmol/L),血红蛋白90g/L(正常值120-160g/L),血细胞比容27%(正常值35%~45%)。尿检:葡萄糖(+),蛋白质(+++),WBC(-),RBC(-)。胸片:心脏增大,肺中度充血,骨质普遍脱钙疏松。心电图:窦性心律,左心室肥大。

讨论:

1. 请简述肾功能状况,包括诊断、分期、发病学原因。

2. 患者存在哪些功能代谢异常?其病理生理机制是什么?

3. 患者心室为何肥大,可能是哪种形式的肥大?其病理生理机制是什么?

【病例十三】

患者,男,35岁。因双小腿水肿1年,伴咯血5个月,气短3个月,加重10余天,于2003年8月1日入院。患者于2002年8月起无明显诱因出现双小腿胫前凹陷性水肿,有间断头痛,未测血压。5个月前偶咳少量白痰,带有鲜红血丝。3个月前出现气短,夜尿增多。2003年6月初因气短加重,夜间不能平卧,于我院肾内科住院,测血压240/130mmHg。X线胸片和胸部CT:双肺多发渗出实性病变,右侧斜裂包裹性胸腔积液。心脏彩超:左室肥厚,左房增大,左室射血分数47%,轻度肺动脉高压。呼吸科会诊考虑咯血为高血压所致。入院后患者血清肌酐(Scr)进行性增高,从168.0μmol/L升至397.8μmol/L,予降压、利尿治疗后,血压降至 140/90mmHg,症状缓解出院。患者于 7 月中旬再次出现憋气、咳痰带血丝、夜间不能平卧、双下肢水肿进行性加重,伴间断头痛。

患者否认高血压史,1 年前曾测血压正常。父亲死于"高血压病,脑出血"。查体:体温 38.2℃,血压 185/87mmHg,血清肌酐 512.7μmol/L。X 线胸片:双肺大片高密度影,有肺水肿可能。动脉血气分析:PO_2 45.8mmHg,SO_2 83.6%,K^+ 3mmol/L。予持续气道内正压(CPAP)无创通气机辅助呼吸,抗感染治疗,持续使用硝普钠、乌拉地尔等控制血压,未再发热,症状有所缓解。

实验室检查:

(1)尿沉渣 红细胞 3～5/HP;白细胞 1～3/HP,可见颗粒管型。24h 尿蛋白定量 1.6g(正常 0～150mg/24h,定性检查为阴性)。Scr 447.3～512.7μmol/L,尿素氮(BUN)21.6～33.0mmol/L。血清抗肾小球基底膜(GBM)抗体两次均为阴性。卧位肾素(PRL)9.4ng/ml(正常普钠饮食 0～1.69mg/ml),血管紧张素Ⅱ(ATⅡ)409.6pg/ml(正常值 10～60pg/ml),醛固酮(Ald)21.7ng/100ml(正常值 5.4～10.8ng/100ml),24h 尿游离皮质醇(UFC)57.8μg(正常值 10～100μg/d)。甲状腺功能正常。

(2)双肾 B 超 双肾大小正常,为弥漫性病变,结构尚清,皮质回声增强。双肾静脉彩超正常,双肾动脉彩超显示阻力增高。

(3)下肢血管彩超 动、静脉未见异常。

(4)胸部 CT 双肺野广泛分布斑片条索影,右侧胸腔及右叶间胸膜积液。纵隔内可见肿大的淋巴结。双侧肾上腺彩超及肾上腺 CT 薄扫未见异常。

(5)纤维支气管镜 未见异常。

(6)右斜裂胸腔积液穿刺检查 白细胞 $2.95×10^7$/L,单核 98%,胸腔积液总蛋白 8.7g/L,LDH 48U/L(LDH 为乳酸脱氢酶,正常 40～100U/L,肿瘤转移所致的胸腹水中 LDH 往往升高),细菌培养(−)。

(7)肾穿病理 全片见 8 个肾小球,3 个肾小球呈球性硬化,可见节段性系膜基质增多和系膜细胞增生。肾小管上皮细胞浊肿变性,管腔内可见蛋白管型。小叶间动脉可见内膜增厚,管壁纤维素样坏死。符合恶性高血压肾脏损害,抗肾小球基底膜(GBM)抗体免疫荧光阴性。

入院后予低盐低脂饮食,控制入量,持续吸氧,积极利尿、持续泵入乌拉地尔 250μg/min 降压,并行抗感染治疗,血压控制在 140～160/80～95mmHg。

讨论:

1. 本病例中存在哪些重要的病理过程。

2. 针对该病例,根据疾病发病学的基本规律简述这些病理过程的发生发展机制。

【病例十四】

患者,男,48 岁,因气促、神志模糊送来急诊。活动时呼吸困难已数年,夜间有时感觉憋气,近来活动量减少,医生告知其有心脏扩大和高血压,用过利尿剂和强心药。数次因"支气管炎和肺气肿"急诊而吸入平喘药治疗。吸烟史20年(1包/天),一向稍胖,近6个月体重增加18kg。

检查:肥胖、神志恍惚、反应迟钝、不回答问题,无发热,脉搏110/min,血压170/110mmHg,呼吸18/min,打瞌睡时偶闻鼾声,肺散在哮鸣音、心音弱,颈静脉怒张,外周水肿。动脉血 PaO_2 50mmHg,$PaCO_2$ 65mmHg,pH 7.33,Hct 49%,WBC 计数分类正常,X 线见肺野清晰,心脏大,肌酐 230μmol/L(参考值 88.4~176.8μmol/L)、BUN 22.4mmol/L(参考值3.2~7.1mmol/L)。吸氧,用平喘药,做气管插管后送 ICU。因发作性呼吸暂停伴血氧降低,行机械通气。超声心动图见右心肥大及扩大,室间隔运动减弱。肺动脉收缩压70mmHg。在 ICU 的前2天尿增多,BUN 及肌酐下降。第3天清醒并能正常回答问题。第4天拔去气管插管,用多导睡眠图测得入睡数分钟后出现阻塞性和中枢性呼吸暂停,每小时约30次,最长停38s(参考值15s),SaO_2 降至58%。持续正压通气可解除阻塞,中枢性呼吸暂停和低氧血症仍存在。再增加吸氧则消除低氧血症。转入普通病房及回家后,每晚仍用持续正压通气和氧疗,神经症状改善,继续尿多、体重下降。3个月后超声心动图示右心缩小,室间隔运动正常,肺动脉压45/20mmHg。

讨论:

1. 患者患什么病?有哪些合并症?诊断依据是什么?

2. 患者有无呼吸衰竭?其发生机制是什么?

3. 患者肺动脉高压发生机制是什么?

4. 有无心力衰竭?其发生机制是什么?

5. 神志恍惚、反应迟钝的机制是什么?

6. 肌酐、BUN 变化机制是什么?

7. 患者酸碱紊乱是哪一类型?

8. 患者有高血压和水肿,为何不用利尿剂?

(邓　芳)

第六章 医学科研基本方法简介

病理生理学是基础医学与临床医学的桥梁课程,其任务在于探讨疾病发生发展的规律和机制,因此,它是一门实验性学科。采用人类疾病动物模型,通过动物实验研究疾病发生的机制是其主要采用的研究手段。它回答的问题是疾病发生过程中,机体机能、代谢发生了什么变化? 是通过什么机制引起的这些变化? 要回答这些问题,就需要通过医学科学研究的方法进行论证,一般包含四个基本步骤:①确定选题;②文献调研;③研究设计;④评估研究结果。贯穿整个医学科研过程中的还有一个极其重要的环节就是实验报告的书写,这是医学生养成良好科研习惯的第一步。另外在医学科学研究的过程中,还需要很多辅助工具如文献管理软件、数据分析软件、绘图软件等。本章将主要从医学科研基本方法以及常用科研软件两方面进行简介。

第一节 医学科研基本方法

一、科研选题

学生进行科学研究最关键的一步是寻找研究课题。常用方法有:①从研究热点找课题;②从导师现有课题中寻找自己感兴趣的切入点为课题;③通过大量阅读文献、听学术报告等找到自己感兴趣的课题。

最终选题确定需要遵循以下几个原则:

1. 创新性原则 创新是科学研究的灵魂,体现科学研究的真正价值。选题应是相关研究领域内前人尚未解决或尚未完全解决的问题。通过研究,在该领域内应有所创新,提出新概念或建立新方法,也可以是对现有概念、理论、方法等的补充和改良。

2. 目的性原则 科研选题要面向实际,着眼于社会需要,最终要促进科学发展。医学研究的目的是加深人们对疾病发生发展规律的认识,从而不断提高诊断、治疗和预防的水平。可供医学研究的选题范围非常广,包括探索疾病的病因或危险因素,阐明疾病发生发展的过程及其机理,探索或评价新的诊断方法、技术等。

3. 科学性原则 立题不是凭空想象的,而是要有充分的立论依据。即在充分分析前人工作的基础上,获得新的灵感,提出新的观点和思路,从而确立新的课题,有理有据。

4. 可行性原则 课题的选择,必须从研究者的主、客观条件出发,主观上要有扎实的背景知识、合理的研究方案,客观上要有完备的实验室硬软件条件。如果该课题不具备实施条件,再科学,再先进,一切都是空谈。

选题要同时考虑到这些原则,才能真正地提高自己的科研素养,为本领域的学科发展做出一定的贡献。

二、文献调研

初步拟定科研选题后,还需要进一步论证该选题的科学性、可行性,其中最重要的手段就是文献调研。文献调研包括文献资料的收集、阅读和取舍,以及文献综述的撰写。通过文献调研,可以全面了解该选题在国内外的研究现状,评估该选题立项的可能性。通过撰写综述,学生可从不同观点进行分析、思考,了解各种研究思路的优缺点,设计出更合理的研究方案。

(一)文献资料的收集、阅读和取舍

1. 文献资料的收集   通常要注意两点:广泛性和代表性。

(1)广泛性   即文献资料收集的范围要尽可能广。需要收集包括本研究领域以及交叉学科的相关文献;类型可以是综述、论著、病案报道、会议摘要等;对于经典的论点,甚至还需要追溯到几十年前的原始文献,以及国内外不同语种的文献资料等。

(2)代表性   即文献资料收集要注意其是否具有代表性。通常具有代表性的文献资料包括高影响因子的 SCI 论文,核心期刊或中国卓越行动收录期刊上的论文,以及权威专家的述评等。

目前,由于计算机技术的发展,文献资料往往可利用数据库检索查阅,依据不同类型的问题,往往又可以选择不同的数据库。具体可参考表 6 - 1。

表 6 - 1   国内外生物界医学数据库检索主要网址

数据库	网址	简介
超星数字图书	www. sslibrary. com	超星数字图书馆是一个综合性电子图书馆,目前含图书资源数百万种,并拥有大量珍本善本、民国图书等稀缺文献资源。
MEDLINE	www. nlm. nih. gov/medline	MEDLINE 数据库是由美国国立医学图书馆研制、开发的当今世界上最具权威性的医学文献书目型数据库,现收录中文期刊 70 余种,数据库每月更新一次。
PubMed	www. pubmed. ncbi. nlm. nih. gov	PubMed 是由美国国家医学图书馆(NLM)下属的国家生物技术信息中心(NCBI)开发的、基于 WWW 的查询系统,提供免费的 MEDLINE、PRE-MEDLINE 与其他相关数据库接入服务。

数据库	网址	简介
EMBASE	www.embase.com	EMBASE 是由 elsevier 公司开发的目前世界上最大的生物医学、药学网络数据库,内容覆盖了各种疾病和药物信息。数据来源于来自逾 95 个国家的 8500 多份期刊,包括 MEDLINE 标题,每年增加 150 多万条记录,平均每天增加 6000 多条。
BP(BIOSIS Previews)	www.biosis.org	美国生物科学数据库(BIOSIS Previews)广泛收集了与生命科学和生物医学有关的资料,收录世界上 100 多个国家和地区的 5500 种生命科学期刊和 1500 种非期刊文献,如学术会议、研讨会、评论文章、美国专利、书籍、软件评论等,每年大约增加 28 万条记录。
中国生物医学文献(CBM)	www.sinomed.ac.cn	综合性生物医学文摘型数据库,收录 1978 年至今国内出版的生物医学学术期刊 2900 余种,其中 2019 年在版期刊 1890 余种,文献题录总量 1080 余万篇。2019 年起,新增标识 2015 年以来发表文献的通讯作者,全面整合中文 DOI(数字对象唯一标识符)链接信息,以更好地支持文献发现与全文在线获取。
中国科学引文数据库(CSCD)	www.sciencechina.cn/forbid.jsp	中国科学引文数据库创建于 1989 年,收录我国数学、物理、化学、天文学、地理学、生物学、农林科学、医药卫生、工程技术、环境科学和管理科学等领域出版的中英文科技核心期刊和优秀期刊千余种,目前已积累从 1989 年到现在的论文记录 5 406 047 条,引文记录 75 428 657 条。
中国知网(CNKI)	www.cnki.net	包括中文期刊全文、优秀博硕士学位论文、重要会议、重要报纸、年鉴、引文等数据库。
ScienceDirect	www.sciencedirect.com	由荷兰 Elsevier 公司开发的全文期刊数据库,收录了 3800 多种期刊,并通过网络提供服务。该数据库收录的期刊涉及 24 个学科。
Springer	www.springer.com	Springer 拥有超过 2900 种期刊和 300 000 本图书。
LWW	www.gateway.ovid.com	LWW 电子期刊全文数据库收录超过 300 种医学期刊,其中超过 150 种核心期刊(90% 为英,美核心刊),超过 200 种期刊被 ISI 收录,且影响因子较高。
Science Online	www.sciencemag.org	由 AAAS 美国科学促进会出版,Highwire 提供平台服务的综合性电子出版物。

2. 文献的阅读 阅读文献要注意精读与泛读相结合,并做好记录:首先要浏览所搜集的文献,然后分类进行阅读。对于最新发表且具有创新性的文献、综述,以及重要的国内外学术会议论文要精读,这一类的文献一般为数不多。对于资料性论文要泛读,需要泛读的文献数量较大,花在每篇文献上的时间不宜太长。不管是精读还是泛读,都需要做好记录,记录是真正掌握文献有用信息并加以提炼的过程。精读需要记录该文献的研究背景、目的、方法、内容、结论以及创新点。泛读需要记录下该文献中对你的研究有指导或借鉴作用的知识点或方法。做好了记录也就是做好了文献内容的提炼工作,可备撰写综述时利用。

3. 文献的取舍 需注意三点:①相关性,优先选择与本课题研究最相关的文献;②新颖性,发表出新进展、新理念、新技术的文献优先选择;③同类观点证据文献的选择,一般不超过三篇,可按照选新不选旧、选高不选低、选专不选泛、选原文不选综述的原则进行筛选取舍。

(二)文献综述的撰写

1. 文献综述的组成 综述主要由摘要、关键词、正文、参考文献几部分构成,其中正文部分又由前言、主体、结论与展望组成。

(1)摘要 概括说明本综述的目的、内容和创新点。形式上:篇幅不宜过长(中文200字左右,英文约300个实词),不分段,不引用文献,英文缩写词应在第一次出现时给出其英文全称;内容上:在书写过程中尽量不重复文章题目,注意内容的自明性和表达的逻辑性,一定要严谨,仅做客观描述,避免主观评论。摘要框架可为:背景 + 重要性(原因) + 必要性(目的)。

(2)关键词 主要是用于检索,其次是方便读者把握文章的重点,不能太广泛或抽象。可选取论文题目中的关键词汇,也可选取文章中的高频词汇,最重要的是一定要切题。

(3)正文

前言:综述该选题的有关概念、定义和研究现状,进而阐述选择这一主题的目的、意义。如果属于争论性课题,要指明争论的焦点所在,即扼要说明有关主题的现状或争论焦点,使读者对全文要叙述的问题有一个初步的轮廓。该部分框架可为:背景或概念 + 研究现状 + 价值(意义)。

主体:主体是综述的重点内容,在此提出问题,通过比较各种观点的异同点及理论依据,从而表达作者见解。主体部分写法多样,没有固定的格式,常见的有三种:①排列式,内容无主次之分;②对比式,观点相反,辩论式论证;③阶梯式,层层深入,抽丝剥茧。为把问题说清楚,可分为若干个小标题进行论述,论述时应写出论点或论据的具体信息(如某年某学者提出),除引用有关学者的论点外,还可以写出自己的看法,但要避免主观臆断。主体部分还可以通过添加图表,使内容更生动、直观,效果更好,但要注意图表不能是照搬文献的图,应是自己总结后绘制的。另外,还要注意引用资料的选择应是权威性的或近几年较新的。

结论与展望:是本篇综述所报道内容的总结,应简明扼要,概括性强。主要简述本课题的意义、分歧、存在的主要问题和发展趋势,对今后的研究提出建议或展望。

(4)参考文献 多引用权威性和经典文献,参考文献中的2/3应为近5年内的新文献,最好有当年的文献。注意重要论据尽量引用原文,综述仅作为介绍一般背景知识时引用。

2.文献综述撰写过程中的常见问题

初写综述时往往不得要领,容易出现各类错误,应注意避免,常见问题如下。

(1)题目不明确 综述的题目应具有让读者一目了然的效果,初写综述的学生往往阅读文献的习惯尚未养成,阅读量偏少、表达能力不强,导致文章题目不明确、重点不突出。罗淑萍等学者指出只有通过阅读国内外大量文献,准确掌握前沿知识和研究动态后,才能甄选到标新立异的文题。因此,在撰写综述前,需认真阅读并整理与所述主题相关的文献,并及时准确地做好阅读笔记,多参加科室的文献讨论会,定期交流文献阅读与写作心得。

(2)全文过长,外文翻译不到位 正文是综述的核心部分,因为选题不明确、文献调研不够深入、内容概括及语言表达能力较差等原因,初写综述容易出现正文过长且重点不突出的问题。此外,许多学生撰写综述时偏向于引用外文文献,但英文水平有限,使得直译现象普遍,写出的文章词不达意,语言表达不符合中文习惯,逻辑混乱。对于以上情况,须精准选题,多领会文献的意思,用自己的话进行总结和表达。

(3)只综不述 综述,应该有"综"有"述"。钱苏鸣等学者曾指出,综述的书写需要对收集到的大量文献进行分析、归纳,把分散在各篇文献中的论点、论据进行综合、提炼,然后按自己的思路有条理地进行阐述。初写综述的学生往往有"综"无"述",即将原始文献中的观点罗列在一起,仅堆砌证据,无分析归纳,更无提炼,缺乏自己的思考,无法写出"述"的部分。可能原因:一方面学生仅关注引用参考文献的数量,而对参考文献一知半解,难以把握文献的核心论点;另一方面学生刚入门,缺乏相应科研思维的训练。导师是在本学科学术造诣较深的学者,其学术水平在某些方面接近或达到国内或国际先进水平,学生要多与导师交流、沟通,这有助于提高自己的科研素养,从而写出高水平的综述。

(4)参考文献引用不当 许多学生要么倾向于引用英文文献,忽略国内高质量文章,要么多引用国内文献,甚少引用国外的相关研究内容。二者均存在较大弊端,导致综述内容无法涵盖国内外最新研究进展。此外学生引用参考文献时不区分良莠,使得参考文献数量过多,内容陈旧。引用参考文献时应尽量综合选择国内外高水平的文章,注意多引用近五年的文献,从而提高参考文献的代表性和说服力。

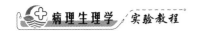

三、医学科研实验设计的基本原则

创新性的科研工作离不开新颖的选题和完善的科研设计。科研设计包括调查设计、实验设计和临床试验设计。医学科研设计是统计设计与专业设计的有机结合,统计设计分为调查设计和实验设计两类。以下简要介绍实验设计的基本原则。

1.**对照原则** 对照是指设立与实验组除了处理因素外,其他一切条件应尽量相同的一组观察对象,用以消除和减少实验误差,对比观察处理因素的效应。

2.**随机原则** 随机的目的是使实验组与对照组在非处理因素上均衡一致,分组结果不受人为因素影响,因此采用随机化的手段使被研究的样本是由总体中随机抽取的,其实现方法多种,常用的随机方法有随机数字表、随机排列表等。

3.**重复原则** 重复是指是在相同实验条件下必须进行多次独立重复实验。重复原则也是很重要的,因为设立对照组和随机抽取样本,虽可减少非处理因素所造成的偏差,但不可能完全避免,所以需要进行重复试验。一般来说,重复次数越多,即样本量越大,越能反映机遇变异的客观真实情况,但不能无限度追求大样本,无限度的重复,而应做恰当的估计。样本大小的估计方法应根据实验方案而定,共同的要求是:①规定检验水准,明确是单侧检验还是双侧检验;②明确检验效能;③确定所比较的总体参数间的差值和总体标准差。设计样本量应以各组例数相等为前提,样本量大小的估计方法具体可通过查表或公式计算完成。

4.**均衡原则** 均衡是指各实验条件下的受试对象所受的非处理因素的干扰和影响基本相等,也就是对照组和实验组之间要具有可比性。如实验动物的种属、年龄、性别、体重、饲养条件等要保持一致;如果受试对象是病人,则要求病人的年龄、性别、病种、疾病分期等因素保持均衡一致。均衡性越好,所考察的实验因素在不同水平条件下对观察结果的影响越能真实地显现出来,结论越可靠。

四、研究结果的评估

在对研究结果进行评估时,可从以下方面入手:

1.**数据获取与分析** 数据的获取一定要真实、严谨、规范,数据分析采用图文并茂的方式更具有说服力。数据的严谨、结果图片的自明性是研究结果发表的基础。

2.**研究创新点的剖析** 这个是开始设计整个研究课题时就需要考虑的问题,创新点是突破,不是简单的模仿。即使本课题研究方案设计主要参考其他论文,但是所得结论一定要对本领域有一定贡献。创新点是杂志编辑评价论文是否有意义、是否有发表可能性的最重要的因素。

3.**选择合适的期刊** 根据本领域的其他研究综合自己的研究结果和意义,对本研究结果所形成的论文进行合理的定位,从而筛选出适合发表的期刊。认真阅读所选期刊的读者须知,严格按其要求修改格式,这会大大减轻编辑的工作量,让编辑对论文有好印象。

4.**及时发表** 所有研究都有时效性,如果不及时发表,研究意义就会降低,而且某些热点内容还可能被其他研究团队抢先发表。所以一定要及时总结成文,及时发表。

五、病理生理学实验报告的书写

实验教学是病理生理学的重要组成部分,而书写实验报告是实验教学的基本要求,也是对实验教学效果的书面考查。书写实验报告不但有助于理解和掌握实验目的、意义方法和技能,还能通过观察分析实验现象和结果,得出自己的体会和结论,从而激发学习兴趣,养成多观察、勤思考、善总结的习惯,巩固相应理论知识。

现阶段本校病理生理学实验报告,根据实验性质的不同包含不同的内容,如验证性、综合性实验含实验目的、实验原理、材料与方法、实验记录和结果分析;设计性、自主性实验包含设计报告和实验报告。设计报告含研究目的、实验原理、材料与方法、实验设计、预期结果和参考文献;实验报告含实施情况、实验结果、结果讨论等。

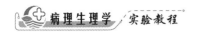

附:实验报告范例(综合性实验)

中国人民解放军陆军军医大学实验报告

1.基本信息

姓　名:李××

学　号:30120×××

年　级: 2019　　专业层次:临床医学五年制　　队　别:学员旅×队

日期:2019 年 11 月 23 日　　　　　　　　实验室:病理生理学

课程名称:＿＿＿＿＿＿＿＿＿＿＿＿＿＿＿＿＿＿＿＿＿＿＿＿＿＿＿＿＿＿＿＿＿

综合评定:

教师签名:＿＿＿＿＿＿＿＿＿＿＿　　　　　日期:＿＿＿年＿＿＿月＿＿＿日

＿＿＿＿＿＿＿＿＿＿＿＿＿＿＿＿＿＿＿＿＿＿＿＿＿＿＿＿＿＿＿＿＿＿＿＿＿

2.实验报告正文

验证性、综合性试验请填写:

1.实验目的;2.实验原理;3.材料与方法;4.实验记录;5.结果分析。

设计性、自主性实验请填写:

(1)设计报告

1.研究目的;2.实验原理;3.材料与方法;4.实验设计;5.预期结果;6.参考文献。

(2)实验报告

1.实施情况;2.实验结果;3.结果讨论。

实验性质:＿＿＿综合性实验＿＿＿＿＿＿＿＿＿＿＿＿

实验题目:＿＿＿＿高钾血症豚鼠心电图的变化特点＿＿＿＿＿＿＿＿＿

1.实验目的

本实验以豚鼠为对象,复制高钾血症动物模型,并观察高钾血症对心脏的毒性作用(主要是电生理改变),以及碳酸氢钠的治疗效果。

2.实验原理

钾是动物体内最重要的阳离子之一,具有参与新陈代谢、保持细胞膜静息电位、调节细胞内外渗透压和酸碱平衡等功能。钾代谢异常包括高钾血症和低钾血症。临床上很多原因可引起高钾血症,如钾摄入过多、肾脏排钾障碍或细胞内外分布异常等。高钾血症引起细胞膜电位异常,导致心肌和骨骼肌功能障碍。

3.材料与方法

材料:豚鼠,雌雄不拘,体重 180 ~ 220g,6 只,由陆军军医大学实验动物中心提供。20% 乌拉坦,5%、10% KCl 溶液,10% $NaHCO_3$ 溶液。生理信号采集系统,注射器,手术器械等。

统计方法:所有结果以均数±标准差($\bar{X}$±SD)表示,统计软件为 IBM SPSS Statistics 21,统计分析方法为单因素方差分析,组间两两比较采用 LSD 检验,$P < 0.05$ 为差异具有统计学意义。

4. 实验记录

（1）高钾血症模型制备

豚鼠称重后，按 0.5ml/100g 腹腔注射乌拉坦麻醉后，固定于手术台上，按顺序放置心电描记电极，连接多道生理信号分析系统。稳定 20min，观察记录相应指标作为正常自身对照。然后，首先按 1ml/100g 腹腔注射 10% KCl 溶液，随后每隔 5min 按 0.2ml/100g 补加 5% KCl 溶液，注射 2~3 次后，立即按 1ml/100g 腹腔注射 10% NaHCO₃ 溶液抢救，观察治疗效果；最后，继续补加 5% KCl 溶液，直至出现心室扑动或颤动心电图波形。

（2）心电图描记

实验过程中，密切注意观察动物精神状态，呼吸频率、深度和节律；以心电描记电极连接多道生理信号分析系统，观测心电图波形变化规律。生理记录仪的设定参数为：灵敏度 500W，低通滤波 30Hz，高通滤波 1Hz，采样间隔 1ms。根据心电图测定 P 波高度和时间、R 波高度、QRS 波群时间、T 波的高度、Q-T 间期、心率等参数的变化特点。

（3）实验结果记录

模型复制过程中心电图改变（最好附上描记的心电图），经对各波分析测量，按照附表 1 中各项记录指标（分别记录不同处理方式下，每一只小鼠的 P 波、QRS 波、T 波、Q-T 间期、呼吸频率、心率等指标）进行原始实验结果的记录。

附表 1 高钾血症豚鼠心电图变化（雄性，2019.11.23）

处理方式		小鼠编号	P 波		QRS		T 波高度（mV）	Q-T间期（ms）	呼吸（次/min）	心率（次/min）
			高度（mV）	时间（ms）	高度（mV）	时间（ms）				
0min	正常对照	1	0.32	34	1.1	79	0.27	152	72	197
		2	0.30	34	1.08	78	0.25	150	72	196
		3	0.31	33	1.09	77	0.26	151	73	198
		4	0.28	32	1.26	76	0.33	145	71	195
		5	0.25	31	1.19	73	0.23	160	68	190
		6	0.35	35	1.23	74	0.21	149	75	199
5min	注射 2ml KCl 后 5 分钟	1	0.21	30	0.99	134	0.47	182	98	234
		2	0.20	29	0.81	133	0.46	181	96	235
		3	0.22	31	0.7	132	0.45	182	97	232
		4	0.25	27	0.69	137	0.49	179	99	221
		5	0.29	28	0.85	129	0.51	175	95	225
		6	0.18	29	0.88	131	0.52	188	96	238
10min	2 次补加注射 0.4mlKCl 后 5 分钟	1	0.16	46	0.8	124	0.42	190	74	186
		2	0.15	45	0.72	120	0.41	190	73	185
		3	0.17	47	0.69	121	0.39	191	73	185
		4	0.12	50	0.71	128	0.42	189	71	179
		5	0.17	49	0.69	125	0.39	191	75	169
		6	0.16	28	0.81	119	0.41	190	69	181

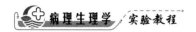

处理方式		小鼠编号	P波		QRS		T波高度（mV）	Q-T间期（ms）	呼吸（次/min）	心率（次/min）
			高度（mV）	时间（ms）	高度（mV）	时间（ms）				
30min	注射2ml NaHCO₃ 后5分钟	1	0.27	36	1.02	86	0.4	169	76	180
		2	0.26	35	1.05	85	0.38	167	75	178
		3	0.27	36	1.01	85	0.41	169	75	179
		4	0.25	34	1.12	81	0.37	162	72	169
		5	0.24	35	1.09	80	0.41	169	73	152
		6	0.22	36	1.08	87	0.39	171	77	189
40min	2次补加注射0.8ml KCl 后5分钟	1	0.12	48	1.39	168	0.94	257	62	98
		2	0.13	46	1.38	167	0.93	256	62	98
		3	0.11	45	1.36	166	0.95	258	61	97
		4	0.14	49	1.42	165	0.99	240	62	96
		5	0.12	45	1.41	166	0.89	255	59	95
		6	0.11	43	1.34	162	0.91	239	63	98
45min	继续注射0.4ml KCl	1	出现心律失常，死亡。							
		2	出现心律失常，死亡。							
		3	出现心律失常，死亡。							
		4	出现心律失常，死亡。							
		5	出现心律失常，死亡。							
		6	出现心律失常，死亡。							

5. 结果分析

（1）数据的整理，见附表2。

附表2　不同时间点高钾血症豚鼠心电图各指标的比较（$\bar{X} \pm SD, n = 6$）

处理方式	P波		QRS		T波高度（mV）	Q-T间期（ms）	呼吸（次/min）	心率（次/min）
	高度（mV）	时间（ms）	高度（mV）	时间（ms）				
0min	0.3±0.03	33.17±1.34	1.16±0.07	76.17±2.11	0.26±0.04	151.17±4.52	71.83±2.11	195.83±2.91
5min	0.23±0.04	29±1.29	0.82±0.1	132.67±2.49	0.48±0.03	181.17±3.89	96.83±1.34	230.83±5.93
10min	0.16±0.02	44.17±7.43	0.74±0.05	122.83±3.13	0.41±0.01	190.17±0.69	72.5±1.98	180.83±5.84
30min	0.25±0.02	35.33±0.75	1.06±0.04	84±2.58	0.39±0.01	167.83±2.85	74.67±1.7	174.5±11.62
40min	0.12±0.01	46±2	1.38±0.03	165.67±1.89	0.94±0.03	250.83±8.07	61.5±1.26	97±1.15

（2）豚鼠高钾血症时呼吸和心率变化一致

麻醉固定的豚鼠，呼吸、心率平稳；初次注射 2ml 10% KCl 5 分钟后，呼吸频率、心率均显著加快；补加 0.4ml 5% KCl 5 分钟后，呼吸频率较初次注射有所降低，心率基本恢复至正常水平；采用 10% NaHCO$_3$ 2ml 腹腔注射抢救，呼吸频率、心率变动不大；再进一步注射 KCl，呼吸频率和心率变慢，呼吸深度变深，进一步注射，呼吸逐渐减慢停止，动物挣扎后死亡（结果如附图 1 所示）。

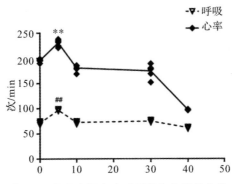

附图 1　豚鼠高钾血症时呼吸和心率的变化

＊＊,注射 KCl 5 分钟时的心率与未注射时的心率相比 $P < 0.01$；　##,注射 KCl 5 分钟时的呼吸与未注射时的呼吸相比 $P < 0.01$；n = 6。

（3）豚鼠高钾血症时 T 波变化最显著

自身对照正常心电图 P、QRS、T 波清晰。初次注射 2ml 10% KCl 5 分钟后，P 波、R 波电压有所降低，T 波电压增高最明显，约为正常的 1 倍。再次补加 0.4ml 5% KCl 5 分钟后，P 波、R 波电压继续降低，T 波电压依然维持在高于正常的水平。采用 10% NaHCO$_3$ 2ml 腹腔注射抢救 5 分钟后，P 波、R 波电压有所恢复，但没有完全恢复至正常值，T 波电压仍然维持在高于正常的水平。再进一步注射 KCl，P 波电压进行性降低，出现没有 P 波的室性宽大高电压的 QRS 波群，其 R 波电压高于正常对照，而 T 波电压高于正常约 2 倍水平（结果如附图 2 所示）。

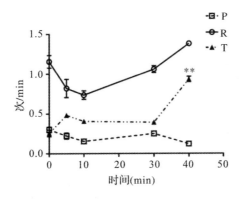

附图 2　豚鼠高钾血症时 P 波、R 波、T 波高度的变化

＊＊,注射 KCl 40min 时的 T 波与未注射时的 T 波相比 $P < 0.01$；$n = 6$。

（4）豚鼠高钾血症时 Q-T 间期显著延长

初次注射 2ml 10% KCl 5 分钟后，P 波时间变短，QRS 波群时间显著延长，Q-T 间期延长。补加 0.4ml 5% KCl 5 分钟后，P 波时间延长，QRS 波群时间比正常延长，但比初次注射稍有缩短，Q-T 间期进一步延长。采用 10% NaHCO$_3$ 2ml 腹腔注射抢救 5 分钟后，P 波时间恢复至正常水平，QRS 波群时间有些缩短，Q-T 间期与前次注射相比缩短。再进一步注射 KCl，P 波时间进一步延长，有些 P 波不能下传，出现传导阻滞；且出现没有 P 波的室性宽大高电压的 QRS 波群，QRS 波群时间比正常值高 1 倍，Q-T 间期进一步延长（附图3）。再注射 KCl，呼吸逐渐减慢直至停止，偶尔可见室性 QRS 波，心跳停止，动物挣扎后死亡。

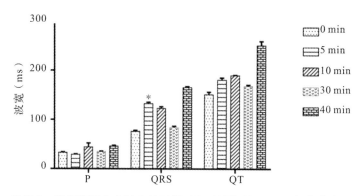

附图 3　豚鼠高钾血症时 P 波时间、QRS 波群时间、Q-T 间期的变化

*，注射 KCl 5 分钟时的 QRS 波群时间与未注射时相比 $P < 0.05$；n = 6。

讨论：

本实验复制高钾血症动物模型是否成功，其判断依据是能否观察到高钾血症的典型心电改变[1]。对于心肌而言，高钾血症时静息电位负值变小，动作电位 0 期除极相上升速度减慢，3 相坡度变陡，4 相上升速度减慢，心肌细胞的兴奋性、传导性、自律性和收缩性发生改变，导致心电图发生相应的改变[2]。

本实验中观察到，进一步注射 KCl，心率降低甚至 P 波消失，这些改变就是兴奋性降低的表现之一。而静息电位的绝对值减少和 0 期除极化速度降低，传导性降低。本实验中，传导性降低主要表现为，P 波电压降低、变宽，R 波电压降低，QRS 波群宽大，Q-T 间期延长，有些 P 波不能下传。此外，传导阻滞和心律失常等提示心肌细胞自律性显著降低。

本实验模型，由于其肾脏功能是正常的，所以需要间歇性地多次注射 KCl，从而维持血钾处于高水平，但由于没有测定血钾浓度，钾浓度的具体变化尚不得而知。文献报道[3,4]称高钾血症心电图改变通常分为以下几个阶段：血钾浓度 >5.5mmol/L 时，T 波高耸，呈"帐篷状"，Q-T 间期正常或缩短；血钾浓度 >6.5mmol/L 时，QRS 波时间、P-R 及 Q-T 间期延长，R 波降低，S 波加深，ST 段下降；血钾浓度 >7.0mmol/L 时，P 波增宽、变平乃至消失，QRS 波时间、P-R 及 Q-T 间期进一步延长，ST 段消失，T 波与 S 波直接相连，QRS-T 呈宽大三相或双相波；血钾浓度 >12mmol/L 时，可发生室性心动过速、心室扑动、心室颤动以致心室停搏。本实验心电图的动态改变，基本符合上述表现，证实本实验成功复制高钾血症动物模型。

高钾血症时,心电图的变化迅速而明显,所以通过复制高钾血症动物模型,有助于清晰地了解和掌握高钾血症的心电图变化规律,医生能在数分钟内进行高钾血症的无创诊断,对于临床救治十分重要。

参考文献

[1]要丽. 心电图诊断高钾血症的应用与心电图表现分析[J]. 世界最新医学信息文摘,2018,18 (26):189.

[2]郭永军,孔媛媛,邓素贞. 高钾血症患者不同血钾水平的心电图变化[J]. 深圳中西医结合杂志, 2018,028(008):10 – 11.

[3]Rivera – Juárez A, Hernández – Romero I, Puertas C, et al. Clinical Characteristics and Electrophysiological Mechanisms Underlying Brugada ECG in Patients With Severe Hyperkalemia[J]. Journal of the American Heart Association, 2019, 8(3): e010115.

[4]Montague BT, Ouellette JR, Buller GK. Retrospective review of the frequency of ECG changes in hyperkalemia[J]. Journal of the American Society of Nephrology: JASN, 2008, 3(2): 324 – 330.

第二节　常用科研软件

"工欲善其事,必先利其器。"作为一名医学生,必须学会几个常见科研软件的使用方法。本节从文献管理、数据作图、图片处理三个方面介绍常用的几种科研软件。

一、文献管理

文献管理推荐使用 Endnote。Endnote 可以在 word 中插入参考文献,还可以在文章写作过程中自动更新参考文献的序号,在线可以下载到几乎所有国际期刊的参考文献格式,便于使用者在文章改投过程中轻松更换为所投期刊规定的参考文献格式。

Endnote 常用功能操作流程如下。

1. 文献的导入

(1)打开 Endnote x9 点击文件→新建,在弹出的对话框中选择一个地址,修改文件名,新建文献库,根据需要进行命名,比如此处将文献库命名为 My Endnote Library 1,效果如图 6 – 1 所示。

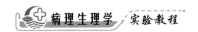

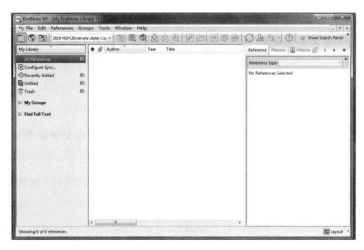

图 6-1　新建文献库

（2）在 pubmed、谷歌学术、百度学术或知网上搜索自己需要的文献，此处以 pubmed 为例，找到相应文献，点击 cite，见图 6-2。

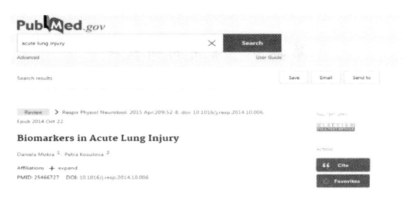

图 6-2　新建文献库

（3）出现图 6-3 所示界面，将 format 选择为 NLM，点击左侧 Download 即可完成文献引用格式的下载（图 6-4）。

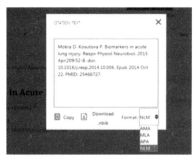

图 6-3　选择 NLM 格式

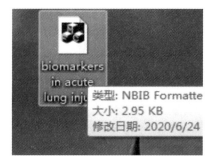

图 6-4　文献引用格式下载完成

（4）打开 Endnote x9,找到刚刚创建的库 My Endnote Library 1,点击 file,选择 import,再点击其右侧箭头出现的 file(图 6 – 5)。在随后出现的对话框中将 import option 选择为 pubmed(NLM)(图 6 – 6)。

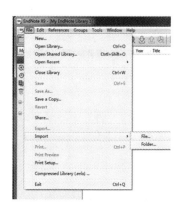

图 6 – 5 导入文件

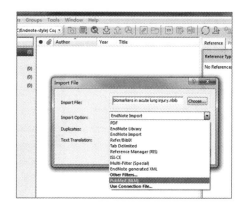

图 6 – 6 导入格式选择 pubmed(NLM)

（5）点击 choose 选择我们所下载的文献引用格式,点击 import,即可完成文献的导入(图 6 – 7)。

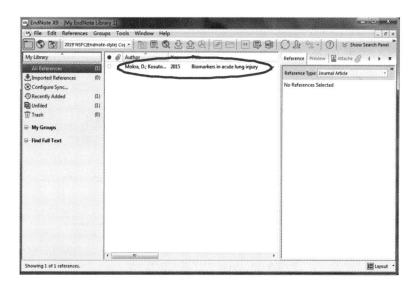

图 6 – 7 文献导入完成

2. 边写边引用文献 打开 word,将光标定位在需要插入参考文献的地方。打开 Endnote x9 选项,点击 Insert Citation 图标,从弹出的对话框中输入自己需要引用文献的关键词,点击 find,找到对应文献,点击下方 insert 即可完成引用(图 6 – 8),效果见图6 – 9。

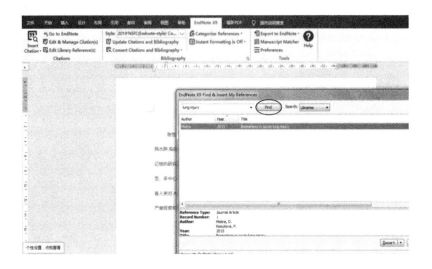

图 6-8 word 中边写边插入参考文献

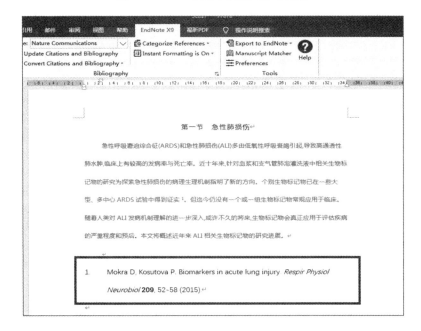

图 6-9 word 中完成文献插入

3. 杂志所需参考文献格式的导入及更换

（1）杂志所需参考文献格式的导入。Endnote 官网提供几乎所有国际期刊的参考文献格式，使用者可以进入官网，点击 download，选择 output styles（图 6-10）。

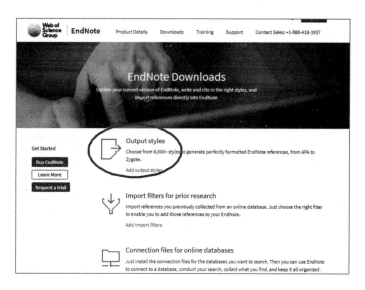

图 6 – 10　Endnote 官网参考文献格式下载

（2）根据弹出的对话框搜索所需期刊的名称，例如此处搜索 *nature communication* 杂志的参考文献格式，点击搜索结果中杂志名称最右侧的 download 即可完成下载（图 6 – 11），效果如图 6 – 12。

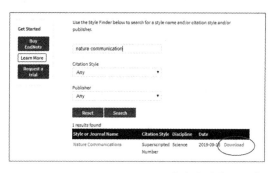

图 6 – 11　nature communication 参考文献格式下载

（3）双击该格式，将会在 Endnote 中打开该格式（图 6 – 12）。

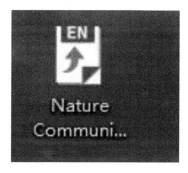

图 6 – 12　打开 nature communication 参考文献格式

（4）在 Endnote 的 file 中选择 save as,将名称改为所下载的杂志名称,点击 save 即完成保存(图 6 - 13)。

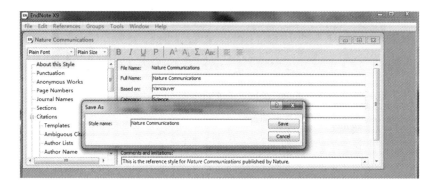

图 6 - 13　保存 nature communication 参考文献格式

4. 参考文献格式的更换

（1）在 Word 中点开 Endnote x9 工具栏,选择 Style→Select Another Style,选择合适的引用文献类型(图 6 - 14)。

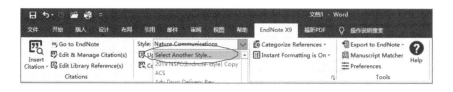

图 6 - 14　参考文献格式更换

（2）在弹出的对话框中选择所需杂志格式,例如 Acta Biomaterialia,点击 OK 即可完成格式的更换(图 6 - 15),完成效果见图 6 - 16。

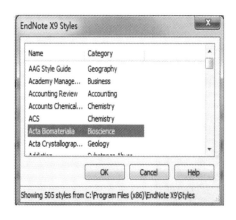

图 6 - 15　更换其他格式

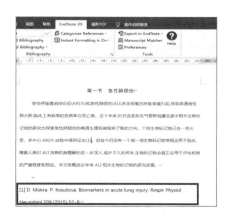

图 6 - 16　格式更改完成效果

二、数据作图

Graphpad prism 7 可做多种类型的数据图,如线图(XY)、单维度分组图(column)、二维度分组图(grouped)、生存曲线(survival)、整体比例(parts of whole),并提供数据分析功能 t 检验、正态分布、线性相关、单因素方差分析等。本节主要介绍折线图、散点图、生存曲线图的绘制。

1.折线图的绘制　折线图可以显示随时间而变化的连续数据,因此是统计图中最常见的一类图。现以绘制豚鼠高钾血症时 P 波、R 波、T 波高度的变化为例。

(1)打开软件,选择 XY,点 create(图 6-17)。

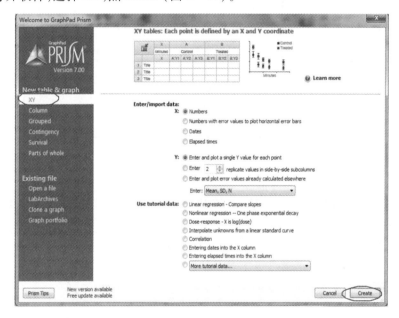

图 6-17　创建线图

(2)输入 XY 轴的数据,如图 6-18 所示。

Table format: XY	X 时间(min)	Group A P	Group B R	Group C T
	X	Y	Y	Y
1	0.00	0.32	1.10	0.27
2	5.00	0.21	0.90	0.47
3	10.00	0.16	0.80	0.42
4	30.00	0.27	1.02	0.40
5	40.00	0.12	1.39	0.94
6				
7				

图 6-18　输入数据

（3）点击左侧 graphs 下的 data1,根据弹出的对话框选择折线图（图 6 – 19）。

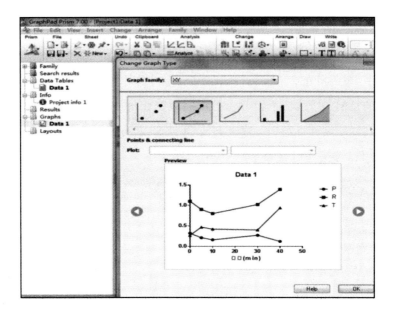

图 6 – 19　选择折线图

（4）双击所生成的图的线或点可对图例进行适当修饰,可得折线图图像（图 6 – 20）。

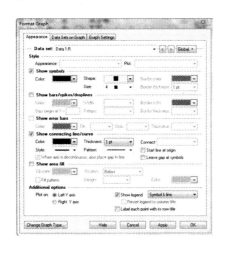
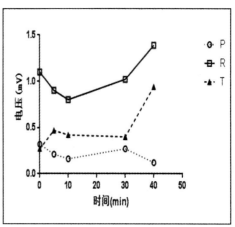

图 6 – 20　图标的外观属性

（5）编辑结束,点击软件上方的 file→export,在弹出的对话框中选择导出图片的格式（一般选择 TIF）,背景,命名,点击 OK（图 6 – 21）。

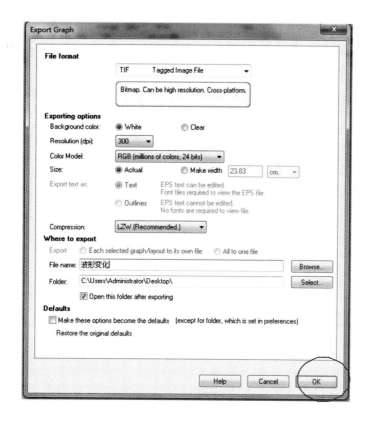

图 6 - 21   折线图保存

(6)获得高清折线图(图 6 - 22)。

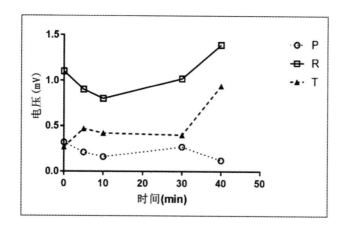

图 6 - 22   高清折线图生成

2. 散点图的绘制   通常用于显示和比较数值,通过散点图可以清楚地展示数据离散程度。此处以 CLP 模型和正常小鼠血清中 TNF - a 含量的比较为例。

（1）打开软件，选择 column，点 create（图 6 - 23）。

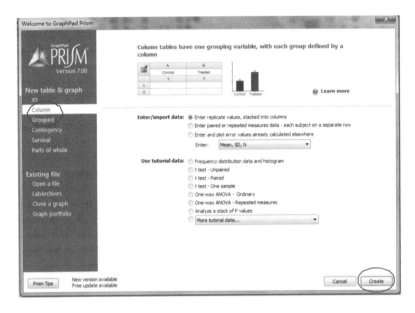

图 6 - 23　创建散点图

（2）输入 control 组和 CLP 组小鼠血清中 TNF - α 的值（图 6 - 24），点击左侧 graphs 下的 data1，根据弹出的对话框选择散点图（图 6 - 25）。

	Group A	Group B	Group C
	control	CLP	Title
	Y	Y	Y
1	28.897402	294.7492	
2	24.428688	297.0202	
3	23.476339	303.7599	
4	17.982019	301.4889	
5	21.718157	285.2257	
6	27.578765	307.3495	
7	39.080208	307.3495	
8	42.303542	304.1262	
9	14.314055	220.5696	
10			

图 6 - 24　输入不同组的 TNF - α 的值

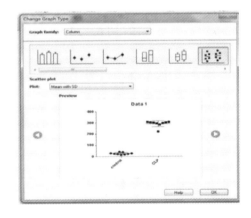

图 6 - 25　选择散点图

（3）修改所生成图的横、纵坐标标题，双击所生成的图的线或点可对图例进行适当修饰（图 6 - 26），最终导出图片，可得如图 6 - 27 所示的图像。

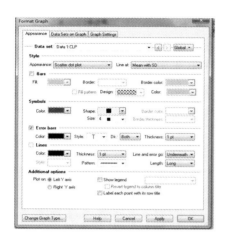

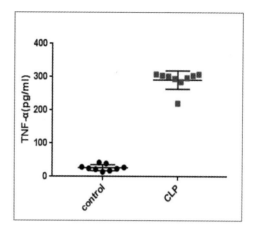

图 6 - 26　图标的外观属性修改　　　　　　　图 6 - 27　散点图生成

3.生存曲线图的绘制　生存曲线图是医学研究中最常用的图片之一,可用于描述不同组间患者或者实验动物的生存情况。此处以化学药物 PSB 干预结肠炎(DSS 造模)小鼠存活率为例。

(1)打开软件,选择 survival,点 create(图 6 - 28)。

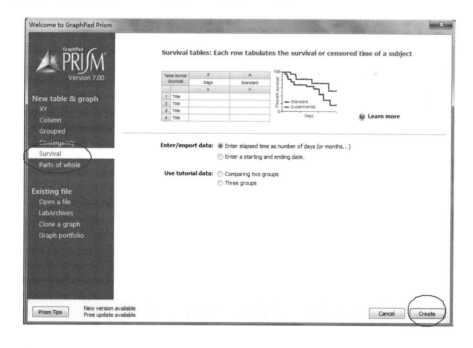

图 6 - 28　创建生存曲线

(2)输入数据,0 表示终点事件未发生——未死亡;1 表示事件发生——死亡。此处数据的意思分别为:第一列 days,表示以天为观察时间,其中第一列 7,第二列对应的为 1 表明:第7天 PSB+DSS 处理组死亡1只小鼠;DSS 组第9天死亡了3只小鼠,所以第一列对应为3个9,时间数字重复时表明为几只小鼠。一共观察了11天,每组小鼠都是8只,所以观察时间重点11天有8个重复,表中各组对应的0表明 PSB+DSS 组还有6只存活,DSS 组还存活2只,control 组8只全部存活(图6-29)。

Table format: Survival		X days X	Group A PSB+DSS Y	Group B DSS Y	Group C Control Y
1	Title	7	1		
2	Title	9	1	1	
3	Title	9		1	
4	Title	9		1	
5	Title	10		1	
6	Title	11		1	0
7	Title	11		1	0
8	Title	11	0		0
9	Title	11	0		0
10	Title	11	0		0
11	Title	11	0		0
12	Title	11	0		0
13	Title	11	0		

图6-29 存活率数据输入

(3)点击左侧 graphs 下的 data1,根据弹出的对话框选择生存曲线图(图6-30)。

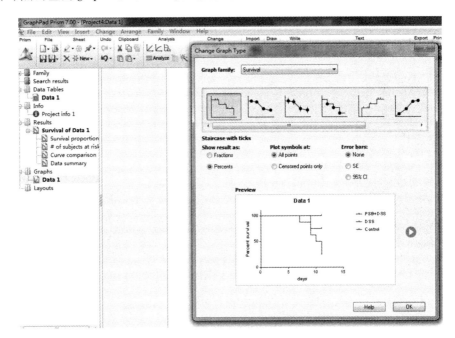

图6-30 选择生存曲线

(4)双击所生成的图的线或点可对图例进行适当修饰,如图 6-31 为线条颜色,图 6-32 为 X 轴长度的更改。

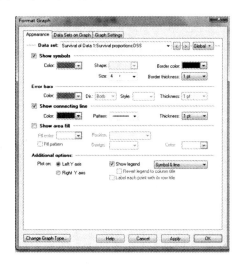
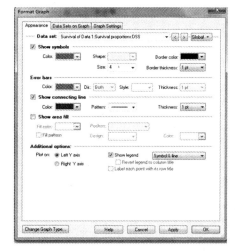

图 6-31　图标的外观属性　　　　　　　图 6-32　X 轴属性更改

(5)查看数据分析中不同处理组间的差异显著性(P 值)(图 6-33)。

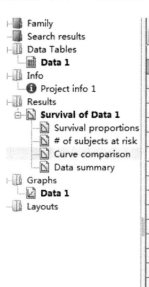

	Survival Curve comparison	
1	Comparison of Survival Curves	
2		
3	Log-rank (Mantel-Cox) test (recommended)	
4	Chi square	9.306
5	df	2
6	P value	0.0095
7	P value summary	**
8	Are the survival curves sig different?	Yes
9		
10	Logrank test for trend (recommended)	
11	Chi square	1.232
12	df	1
13	P value	0.2671
14	P value summary	ns
15	Sig. trend?	No
16		
17	Gehan-Breslow-Wilcoxon test	
18	Chi square	8.189
19	df	2
20	P value	0.0167
21	P value summary	*
22	Are the survival curves sig different?	Yes

图 6-33　结果分析

(6)将 P 值标于图中,可得以下图像,编辑结束,点击软件上方的 file→export,在弹出的对话框中选择导出图片的格式(一般选择 TIF),背景,命名,点击 OK 即可(图 6 - 34)。

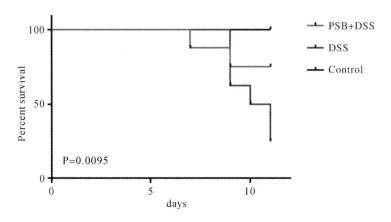

图 6 - 34　生存曲线图完成

三、图片分析

Image J 软件是美国 NIH 开发的一款在生物医学中应用十分广泛的免费软件,下载地址为 https://imagej. nih. gov/ij/。它是基于 java 的公共的图像处理软件,可运行于不同电脑系统中,能够显示、编辑、分析、处理、保存和打印 8、16、32 位的图片,支持 TIFF、PNG、GIF、JPEG、BMP、DICOM、FITS 等多种格式,功能十分强大,可以分析电泳条带(DNA 或蛋白)的灰度值,也可以进行细胞计数,还可以分析免疫荧光以及免疫组化的实验结果。本节主要介绍 Image J 如何分析免疫组化的实验结果。

1. 打开 Image J 软件(图 6 - 35)。

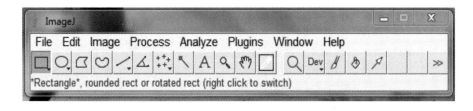

图 6 - 35　打开 Image J 软件

2. 点击 file 打开需分析的组化图片(图 6 - 36)。

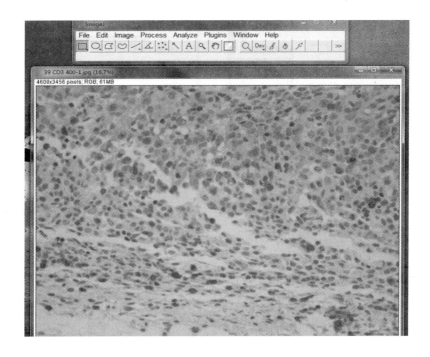

图 6 - 36　选择需要分析的图片

3. 点击 image→type→8 - bit，图片仅存灰度（图 6 -37）。

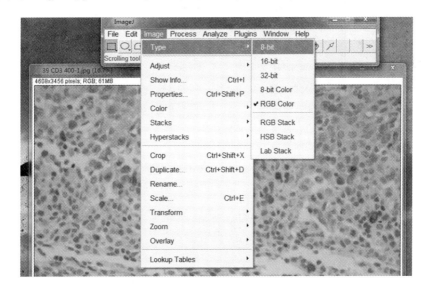

图 6 - 37　图片格式转换

4. 点击 Analyze→calibrate（图 6 - 38）→uncalibrate OD（图 6 - 39）即可将 8 - bit 图片转换为 OD 值。

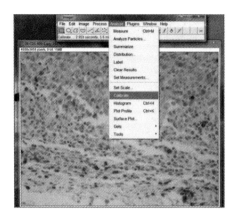
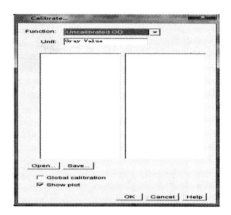

图6-38　calibrate 选择　　　　　图6-39　uncalibrate OD 选择

5.选择需要测量的参数。点击 Analyze→set measurements→选择 Area + integrated density + limit to threshold→OK(图6-40)。

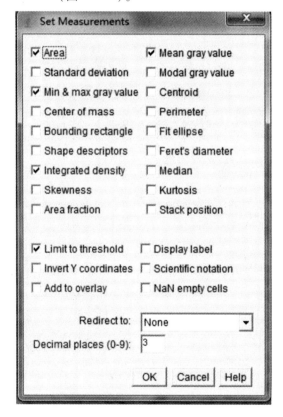

图6-40　分析参数选择

6.点 image→adjust→threshold(图6-41),调节阈值,选中阳性信号(红色即表示选中)(图6-42)。

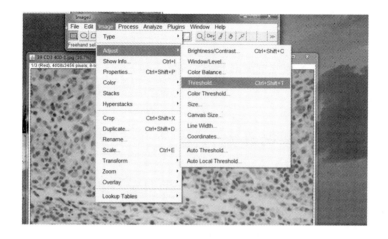

图 6 – 41 选择阈值

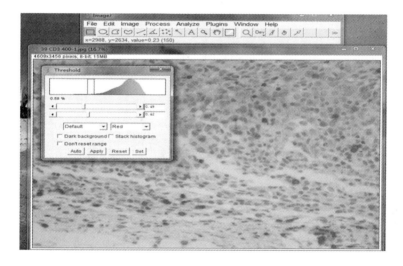

图 6 – 42 通过调节阈值获得合适的阳性信号

7. Analyze→measurement,计算结果(图 6 – 43)。

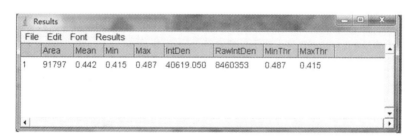

图 6 – 43 计算结果

8. 结果表明该图片阳性染色的平均 OD 值 = IntDen/Area = 40619.050/91797 = 0.442。

（谭　燕）

附　录

附录一　常用实验动物的生理特点及其在医学中的应用

　　医学研究的主要任务是探索人类疾病的发病机制,从而寻找预防与治疗疾病的方法,需要通过实验室研究和临床研究两个基本途径来实现,无论是实验室研究还是临床研究,均离不开实验动物的使用。在医学实验研究中,既要选择符合医学科学研究的动物,又要选用易获得、最经济、容易饲养的动物。因此,必须熟悉和掌握常用实验动物的主要特点及其应用。

附表1-1　常用小鼠品系的主要特点及其在医学中的应用

小鼠生物学特性
小鼠在哺乳动物中体型最小、性情温顺、易于捕捉、喜居光线暗淡的环境、喜群居、昼伏夜动、对外来刺激极为敏感、对多种毒素和病原体有易感性。繁殖周期短,6~7周龄时已经性成熟,性周期为4~5天,配种一般适宜在65~90日龄。繁殖力强,孕期仅20天左右,产仔多、生长快、毛色较多且受毛色基因控制、易于饲养管理。无汗腺,尾有散热、平衡、自卫等功能;淋巴系统发达;体温调节不稳定、无呕吐反应、心电图无S-T波。

常用品系		主要特点	应用领域
近交系	BALB/c小鼠	①毛色和毛色基因:白化,Aabbcc。 ②免疫:补体活性高。多数个体于6月龄以后出现免疫球蛋白增多症。主要是IgG1和IgA量增加。干扰素产量低。对百日咳组织胺易感因子敏感。 ③微生物、寄生虫:对白色念珠菌、蠕虫样的艾美虫有一定的抵抗力。由于该鼠具有Hc1等位基因,所以能抑制新型隐球菌,对麻疹病毒、利什曼原虫、曼氏血吸虫敏感,对立克次体引起的发热敏感,对弓形体易感。 ④肿瘤:乳腺肿瘤发病率低(3%),当用乳腺肿瘤病毒诱导时发病率将增高,有一定的卵巢、肾上腺和肺部肿瘤、白血病的发生率。对矿物油诱导的浆细胞瘤敏感。 ⑤生理:对促性腺激素有超速排卵反应。两性小鼠均有动脉硬化症,血压较高。网状内皮系统器官与体重之比较大。对X射线极为敏感,对鼠伤寒沙门菌C5敏感,对麻疹病毒中度敏感。 ⑥病理:幼鼠易患腹泻,两性小鼠均有动脉硬化症。几乎全部20月龄的雄鼠脾脏均有淀粉样变。	①广泛应用于肿瘤学、生理学、免疫学、核医学和制备单克隆抗体等研究中。 ②适用于药物和代谢等研究。 ③乳腺肿瘤自然发生率低,但用乳腺肿瘤病毒诱发时发病率高;卵巢、肾上腺和肺的肿瘤在该类小鼠中有一定的发生率,建立肿瘤动物模型、筛选抗肿瘤药物。 ④适用于放射病研究。 ⑤复制弓形虫模型。 ⑥复制糖尿病动脉粥样硬化模型。

	C57BL/6 小鼠	①毛色和毛色基因:黑色,aaBBCC。 ②免疫:补体活性高,细胞免疫力随增龄较少降低。较易诱发免疫耐受性。干扰素产量高。 ③微生物、寄生虫:对艾美虫最敏感。对猫后睾吸虫和疟原虫及曼氏血吸虫、白色念珠菌、脑心肌炎有抗力。对狂犬病毒、Calmette – Guerin 杆菌结核杆菌敏感。 ④肿瘤:小鼠各种肿瘤发病率低。对化学致癌物诱导作用敏感性低,但全身经放射线照射后,淋巴瘤发病率达 90% ~ 100%。 ⑤生理:红细胞比容 49.4%,收缩压 117mmHg,强嗜酒性,肝脏中酒精脱氢酶活性极高,有较强的吗啡嗜好。对乙烯雌酚敏感。肾上腺中类脂质浓度低。对放射线抗性中等。 ⑥病理:在任何一种性别中,都不会发生心脏钙质沉着。对听源性癫痫有抗力。3% 咬合错位,12% 有眼缺陷,新生仔中雌性的 16.8% 和雄性的 3% 为小眼或无眼症。有 1% 脑积水,0.6% 出现后肢多趾症。	①常用于炎症、自身免疫病等免疫学研究。 ②适用于狂犬病、结核病等传染病研究。 ③适用于眼部缺陷、淋巴组织缺损、造血缺陷、骨骼缺陷等发育生物学领域的研究。 ④适用于突变和转基因小鼠生产。 ⑤适用于糖尿病和肥胖症研究。
	C3H/He 小鼠	①毛色和毛色基因:野生色,AABBcc。 ②免疫:补体活性高,干扰素产量低。较易诱发免疫耐受性。 ③微生物、寄生虫:能抑制利什曼原虫感染。对革兰氏阴性菌如沙门菌高度易感,对狂犬病毒敏感。 ④肿瘤:乳腺癌发生率在 7 ~ 8 月龄繁殖雌鼠中为 97%,在雄鼠中为 90%。14 月龄小鼠自发性肝癌发生率高达 85%。C3H/HeN 肝细胞肝癌发生率41%。 ⑤生理:红细胞及白细胞数较少。血液中过氧化氢酶活性高。⑥病理:携带视网膜退化基因(rd)。在普通环境下幼鼠易患腹泻、易患心脏钙质沉着。	①广泛适用于肿瘤、免疫与炎症、感觉神经和心血管研究。 ②适用于肝细胞癌、乳腺癌等癌症研究。 ③适用于沙门菌、狂犬病研究。 ④适用于视网膜变性研究。
封闭群	KM 小鼠	①毛色及基因。白色,基因库大、基因杂合率高。 ②肿瘤。肿瘤自发率极低。 ③抗病力和适应力很强,繁殖率和成活率高。	①广泛应用于药理学、毒理学等研究。 ②广泛应用于药品、生物制品的生产与鉴定。
	ICR 小鼠	①毛色白化。适应性强,体格健壮,繁殖力强,生长速度快,实验重复性较好。 ②雌鼠自发性畸胎瘤和管状腺瘤发病率为 0% ~ 1%,用氨基甲酸乙酯诱发时,11 ~ 16 天胚胎期畸胎瘤和管状腺瘤发病率为 5.9%,离乳个体管状腺瘤和囊瘤发生率为 30%,孕鼠为 3%。 ③外周血象和骨髓细胞具有较好的稳定性。	①国际通用的封闭群小鼠,广泛应用于药理、毒理、肿瘤、放射性、食品、生物制品等的科研、生产和教学。 ②是进行免疫药物筛选、复制病理模型较常用的实验动物。 ③是良好的血液学实验用动物。

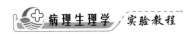
续表

突变系	Nude 小鼠	①该小鼠纯合子(nu/nu)表现为无毛、裸体、先天性无胸腺,其 T 淋巴细胞功能缺陷,是由于一个隐性突变基因所致。该基因位于第 11 对染色体上,常用"nu"表示裸基因符号,"nu"具有独特的遗传特性。②细胞免疫力低下,失去正常 T 细胞功能,但其 B 淋巴细胞功能基本正常。	①将裸基因"nu"导入其他品系小鼠中可获得不同的突变系。常用的裸小鼠突变系有 BALB/c - nu、NC - nu、C3H - nu、Swiss - nu 等,是医学研究中有巨大潜力的实验模型。②Nude 鼠是研究胸腺功能最适宜的天然动物模型。
	Scid 小鼠	①为重度联合免疫缺陷小鼠,是由于位于第 16 对染色体的称之为 Scid 的单个隐性突变基因所导致的,有毛,被毛白色。②体重发育正常,但胸腺、脾、淋巴结的重量不及正常的 30%,其中 T 淋巴细胞和 B 淋巴细胞大大减少,细胞免疫和体液免疫功能缺陷,但巨噬细胞和 NK 细胞功能未受影响。③容易死于感染性疾病,必须饲养在屏障系统中。	Scid 小鼠是继 nude 鼠之后,科研人员发现的一种十分有价值的免疫缺陷动物,被应用于免疫细胞分化和功能研究、异种免疫功能重建、人单抗生产、人类自身免疫性疾病及免疫缺陷性疾病,病毒学及肿瘤学等方面的研究。
不宜采用小鼠的试验		①研究体温变化的实验:因为小鼠体温变化不稳定。②祛痰平喘药物研究及慢性支气管炎动物模型的研究:因为小鼠气管及支气管腺不发达,只在喉部有气管腺,支气管以下无气管腺。③催吐试验:因为小鼠无呕吐反应。④钩端螺旋体病的研究:小鼠对钩端螺旋体不敏感。	

附表 1-2　常用大鼠品系的主要特点及其在医学中的应用

大鼠生物学特性		
大鼠性格温顺,行动迟缓,易于提取,但当受到惊吓或缺乏维生素 A 时则难以捕捉,甚至攻击人。大鼠对外环境适应性强,成年大鼠少患病,但对外界刺激反应敏感,受刺激后常常发生母鼠吃仔现象,故饲养环境应尽量保持安静。大鼠繁殖快、产仔多,2 月龄时性成熟,性周期 4 天左右,妊娠期约 20 天,哺乳期 21 天,平均每窝产仔 8 只,为全年、多发情性动物。汗腺不发达(仅爪垫上有汗腺,尾巴是散热器官);相对湿度低于 40% 时,易患环尾病;肝再生能力强(肝脏多叶),不能呕吐(有胆管无胆囊)。下丘脑 - 垂体 - 肾上腺轴发达,对噪声敏感,应激反应强烈,行为表现多样,心电图无 S - T 波。		

	常用品系	主要特点	应用领域
近交系	F344/N 大鼠	①免疫学方面:原发性和继发性脾红细胞免疫反应性低,其 NADPH - 细胞色素 C 还原酶的诱发力较 SD 大鼠低。 ②生理学方面:旋转运动性低;血清胰岛素含量低;肝结节状增生的发生率为 5%;雄鼠对乙基吗啡和苯胺的肝代谢率高,可作为苯酮尿症动物模型;脑垂体较大;对乙烯雌酚吸收快且易引起死亡;戊巴比妥钠的 LD_{50} 低,为 70mg/kg;对血吸虫的囊尾蚴易感。 ③肿瘤学方面:自发性肿瘤发生率较高,甲状腺癌为 22%;单核细胞白血病为 24%;乳腺癌雄鼠为 23%、雌鼠 41%;脑垂体腺瘤雄鼠为 24%、雌鼠 36%;雄鼠睾丸间质细胞瘤为 85%;雌鼠乳腺纤维腺瘤为 9%;多发性子宫内膜肿瘤占 21%。	①广泛用于毒理学、肿瘤学、生理学等领域。 ②可作为周边视网膜退化模型。 ③该品系大鼠可允许多种肿瘤移植生长。
	ZDF 大鼠	雄性大鼠一般于饲养诱导饲料(粗蛋白 23.5%、粗脂肪 6.5%)喂养 1 周后(9 周龄)出现高血脂和高血糖,一个月后(12 周龄)出现糖尿病症状。	①是典型的高胰岛素血症肥胖模型。 ②常用于 2 型糖尿病中胰岛素抵抗和 β 细胞功能损伤关系机制的研究。 ③常用于高脂血症、葡萄糖不耐症等方面的研究。
	WKY 大鼠	WKY 大鼠对多种刺激敏感,在几个一般行为学测试中都表现出行为缺陷,在长期黑暗的环境下,自主活动明显缩短,对光反应迟钝,与人类抑郁症患者表现近似。体内促肾上腺皮质激素、皮质醇及甲状腺激素释放激素的分泌均出现生物周期节律紊乱。	WKY 大鼠不仅是一个较好的抑郁症遗传行为模型,还是一个可被用于抗抑郁药的抗药性研究,以及研究抑郁与睡眠异常关系的抑郁症动物模型。

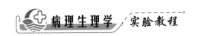

封闭群	Wistar 大鼠	①毛呈白色,特征为头部较宽、耳朵较长、尾的长度小于身长。 ②目前各地饲养的 Wistar 大鼠的遗传状况差异较大,既有近交系又有远交群。 ③Wistar 大鼠对各种营养物质敏感,垂体－肾上腺系统发达,应激反应灵敏,是生物医学研究中使用历史最长的大鼠品系。	①适用于各种营养、代谢性疾病研究。 ②适用于神经－内分泌实验研究。 ③适用于药物、肿瘤、传染病、关节炎、肝外科等医学研究领域。
	SD 大鼠	①SD 大鼠是用 Wistar 大鼠培育而成,其性情较 Wistar 大鼠凶猛,而且比 Wistar 大鼠的适应性和抗病能力更强。 ②毛色白化,头部狭窄,尾长接近于身长、产仔多、生长发育较 Wistar 快,10 周龄时雄性大鼠体重可达 300～400g,雌性大鼠达 180～270g。 ③对疾病的抵抗力较强,尤其对呼吸道疾病的抵抗力很强。 ④对营养缺乏敏感,特别在维生素和氨基酸缺乏时可出现典型症状。 ⑤自发性肿瘤的发生率较低。 ⑥对性激素敏感性高。 ⑦SD 大鼠较其他品系大鼠对高脂饲料非常敏感,但需较长的时间(大于 10 周)才能诱导出 2 型糖尿病的主要表型。	①大多用于安全性试验、营养学、内分泌系统及与生长发育有关的研究。 ②广泛用于基因修饰鼠、药理、毒理、药效及 GLP 实验。 ③可作为诱发型 2 型糖尿病模型。
突变系	肥胖症(Obese)大鼠	血浆中胆固醇、磷脂含量较高,3 周龄就表现出肥胖,5 周龄肥胖明显。食量大,体重比正常大鼠大一倍。雌性不孕。	可作为研究人肥胖症模型。
	SHR/Ola 大鼠	又称自发性高血压大鼠,1963 年由日本精都大学医学部 Okamoto 从 Wistar 大鼠种选育而成,其被毛呈白色。SHR 大鼠自发性高血压发病率高,且无明显原发性肾脏或肾上腺损伤,心血管疾病发病率高。但其生育能力无明显下降,存活寿命无明显缩短。	主要用于心血管疾病的研究,可作为高血压动物模型用于药物筛选。
不宜采用大鼠的试验		①研究体温变化的实验:因为大鼠体温变化不稳定。 ②祛痰平喘的药物研究及慢性支气管炎动物模型的研究:因为大鼠气管及支气管腺不发达,只在喉部有气管腺,支气管以下无气管腺。 ③催吐试验:因为大鼠无呕吐反应。 ④钩端螺旋体病的研究:对钩端螺旋体不敏感。 ⑤动脉粥样化动物模型的研究:大鼠不易形成动脉粥样化病变。	

附表 1－3　豚鼠的主要特点及其在医学中的应用

豚鼠生物学特性	
目前常用作实验动物的为英国种短毛豚鼠。豚鼠为草食性动物,喜纤维素含量多的饲料,对外界刺激极为敏感。短被毛紧贴皮肤,怕高温、高湿,喜活动、爱群居,不宜单笼饲养。身体粗短,尾巴只有残迹,自身不能合成维生素 C。性早熟,雄鼠 70 日龄,雌鼠 35 日龄,不宜配种(难产率高)。一般 5～6 月龄达到性成熟,性周期 15～17 天,妊娠期 59～62 天,产仔 3～4 只,哺乳期 2～3 周。生长快,2 月龄体重达 350g。	

主要特点	应用领域
易被抗原性物质致敏,对组织胺特别敏感。	用于筛选抗过敏药物,过敏反应或变态反应研究。
对多种抗生素类药物非常敏感。	用于对抗生素如青霉素的研究。
体内缺乏合成维生素 C 的酶,易出现坏血病。表现为肢体半瘫痪,补充维生素 C 症状消失。	用于对维生素 C 的研究。
乌头碱、洋地黄类物质可诱发心律失常。	复制心律失常模型。
腺苷可诱发出典型的Ⅱ度或Ⅱ度以上的传导阻滞。	复制传导阻滞模型。
苯胺及其衍生物引起豚鼠的病理变化与人相似,主要产生变性血红蛋白。	用于苯胺及其衍生物的毒理学研究。
血清中补体含量高,是所有实验动物中补体含量最多的一种动物,且补体非常稳定。	用于补体的研究。
对结核杆菌、布氏杆菌、白喉杆菌等杆菌和 Q 热病毒、淋巴细胞性脉络丛脑膜炎病毒等多种病原体敏感。	适用于病原的分离、鉴别、诊断,尤其对结核杆菌高度敏感,感染后的病变酷似人类的病变,是结核杆菌的分离、鉴别、诊断及病理研究的首选动物。
孕鼠妊娠期长,胎儿发育完全,幼鼠形态功能已成熟。	用于药物、毒物对胎儿后期发育影响的实验。
皮肤对刺激物的反应接近于人。	研究毒物对皮肤的局部作用。
听神经对声波变化敏感,特别是对 700～2000Hz 的纯音最敏感。	用于听觉和内耳疾病的研究,如噪声对听力的影响、药物对听神经的影响等研究。
不宜采用豚鼠的试验	①急性实验:因为豚鼠易感染、皮肤厚,不宜注射,血管和神经不易分离。②呕吐实验:豚鼠呕吐反应不敏感。③慢性支气管炎动物模型及祛痰平喘的药物疗效方面的研究:气管及支气管腺不发达,只在喉部有气管腺,支气管以下无气管腺。

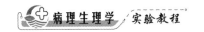
附表 1 - 4　常用家兔品种的主要特点及其在医学中的应用

家兔生物学特性
家兔易获得、易饲养、较易驯服、抗病力强、繁殖率高。昼伏夜动、有夜行性和嗜睡性,白天活动少,胆小怕惊喜独居。因其下段肠管可吸收粪便中消化吸收的粗蛋白和维生素,如用兔进行营养实验时,应控制其食粪习性,否则会影响实验结果。家兔是食草类的单胃动物,饲养原则是以青粗饲料为主,精饲料为辅,吃食多,有啃木、扒土的习惯。怕热、怕潮,喜欢安静、清洁、干燥、凉爽的环境,不能忍受污秽的条件。家兔耳大、血管分布清晰,耳静脉便于注射药物及采血。

常用家兔品种
日本大耳白兔:封闭群、生长快、繁殖力强。两耳大且直立,耳两端细而中部宽,呈柳叶状,全身被毛浓密、纯白、红眼睛,母兔颈下有肉髯。耳部血管清晰,适合注射或采血。 　　新西兰白兔:封闭群、毛色纯白、体长中等、早期生长快、产肉率高、性情温和、繁殖力强。已培育出近交系。 　　中国白兔:封闭群、纯白居多、体型小、耳朵短、嘴尖,抗病力强、适应性好、繁殖力强。 　　青紫兰兔:封闭群,毛色特征是每根毛由三种颜色组成,即毛尖黑色、中段灰白色、基部深灰色,全身看为灰蓝色,耳尖尾、背皆为黑色,眼周围、尾腹面、腹下和后颈的三角区的毛色较淡,呈灰白色。分为标准型、中型、巨型三种。

主要特点	应用领域
胸腔内构造与其他动物不同,开胸后打开心包胸膜暴露心脏进行实验操作时,只要不弄破纵隔膜,不需要做人工呼吸。猫、狗等其他动物开胸后一定要做人工呼吸,才能进行心脏操作。	适用于实验性心肌梗死、心源性休克或缺血性心律失常等模型的复制。
颈部交感神经、迷走神经和主动脉减压神经独立走行。	观察减压神经对心脏的影响。
典型的刺激性排卵动物,根据诱发排卵时间得知排卵、怀孕时间,可确定何时进行剖腹切开子宫取胎兔。	用于生殖生理学和避孕药的筛选研究。
家兔对体温变化十分灵敏,最易产生发热反应,而且发热反应典型、恒定。	用于发热、解热药物和检查致热原等研究,研究环境对体温调节的影响。
对许多病毒和致病菌敏感。	用于传染病及抗传染病药物的研究,如对过敏、免疫、狂犬病、天花、脑炎等的研究。
家兔眼球甚大,几乎呈圆形,眼球体积约 $5 \sim 6 cm^3$,重约 $3 \sim 4g$,便于进行手术操作和观察;同时在同一只家兔的左右眼进行疗效观察,可以避免动物年龄、性别、产地、品种等的个体差异。	是眼科研究中最常用的动物。
家兔是单乳头肾动物,而多数哺乳动物是多乳头肾动物。	易行插管插入技术。
家兔的最大用处是产生抗体,制备高效价和特异性强的免疫血清。	广泛地用于人、畜各类抗血清和诊断血清的研制。免疫学研究中常用的各种免疫血清,大多数是采用家兔来制备的。

将纯胆固醇溶于植物油中喂饲家兔,可以引起家兔典型的高胆固醇血症、主动脉粥样硬化症、冠状动脉硬化症。	用于胆固醇代谢和动脉粥样硬化症研究。
家兔的皮肤对刺激反应敏感,其反应近似于人。	常选用家兔皮肤进行毒物对皮肤局部作用的研究;兔耳可进行实验性芥子气皮肤损伤和冻伤烫伤的研究。
甲状旁腺分布较散,除甲状腺周围外,有的甚至分布到主动脉弓附近,摘除甲状腺不影响甲状旁腺功能。	适用于甲状腺摘除实验。
不宜采用家兔的试验	①咳嗽相关的实验研究:家兔缺乏咳嗽反射。 ②呕吐实验:家兔呕吐反应不敏感。 ③放射病研究:家兔对射线十分敏感,照射后常发生休克样反应,部分动物在照射后即刻或不久死亡。

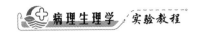

附表 1 - 5　实验用犬的主要特点及其在医学中的应用

犬的生物学特性
犬长期与人类一起生活,有服从主人的天性,能领会人的简单意图。反应灵敏,对饲养者有依赖性,对外界环境适应性强,易于饲养,可通过调教而很好地配合实验。犬的臼齿发达,撕咬力强,皮肤汗腺极不发达,趾垫有少许汗腺,散热主要靠加速呼吸频率。犬有发达的血液循环和感官、神经系统;听觉、嗅觉灵敏,听觉是人的 16 倍,嗅觉是人的 1000 倍;视力很差,视野仅 20 ~ 30m,红绿色盲。食管全部由衡绞肌构成,肠道短,约为体长的 5 倍。犬为每年春秋单发情动物,发情后 1 ~ 2 天排卵。性周期 180(126 ~ 240)天,妊娠期 60(58 ~ 63)天,哺乳期 60 天,每胎产仔 2 ~ 8 只,寿命 10 ~ 20 年。

常用实验犬品种
Beagle 犬:原产于英国,是猎兔犬较小的一种,此犬亲近人、短毛、性情温顺,适应性和抗病力较强,体型适中、生理生化指标及遗传性状稳定,是国际通用标准实验犬,广泛应用于微生物、生物化学、病理学、药理学、毒理学、外科学、肿瘤学以及行为学研究。是目前生命科学研究中最标准的犬种,是被国际公认的专用实验犬。
四系杂交犬:该犬为一种外科手术用犬,它可由两种以上品系犬杂交而成。如 Gveyhound、Labrador、Samoyed 及 Basenji 四品动物交配,取 Labrador 较大体躯、极大胸腔和心脏等优点,取 Samoyed 耐劳和不爱吠叫的优点。
Dalmation 犬:即黑白斑点短毛犬,用于进行特殊的嘌呤代谢研究,也可用于中性粒细胞减少症、青光眼、白血病、肾盂肾炎以及 Ether – Danols 等病的研究。
墨西哥无毛犬:由于无毛,可用作特殊研究,如粉刺或黑头粉刺的研究。
Boxer 犬:用于淋巴肉瘤、红斑狼疮等疾病的研究。

主要特点	应用领域
犬的神经系统和血液循环系统很发达。	适用于失血性休克、弥漫性血管内凝血、动脉粥样硬化症,特别是研究脂质在动脉壁中的沉积等方面,是一个良好的动物模型。
消化系统发达,与人有相同的消化过程。	适用于消化系统的慢性实验,如可用无菌手术方法做成唾液腺瘘、食管瘘、肠瘘、胰液管瘘、胃瘘、胆囊瘘等,来观察胃肠运动和消化吸收、分泌等变化。
牙周膜的组织学、牙周炎的组织病理学及牙周病的许多病因与人的相似。犬的下镫骨突出的方式相似于人下颌内突出。	常作为牙周病极为理想的动物模型,也可作为颌面部畸形的动物模型。
乌头碱、洋地黄类物质可诱发心律失常。	复制心律失常模型。
苯胺及其衍生物在狗身上引起与人相似的病理变化,产生变性血红蛋白。	适用于苯胺及其衍生物的毒理学研究。
注射四氧嘧啶可形成持久性高血糖。	复制糖尿病模型。
不宜采用犬的试验	①红绿色作为刺激物来进行条件反射实验:犬是红绿色盲。 ②观察减压神经对心脏的调节作用实验:犬减压神经不单独走,而行走于迷走交感干和迷走神经中。 ③动脉粥样化动物模型的研究:犬不易形成动脉粥样病变。

附表 1-6　实验用猴的主要特点及其在医学中的应用

猴的生物学特性	

猴属于灵长类动物,进化程度高,接近于人类,具有与人相近似的生理生化代谢特性和相同的药物代谢酶。恒河猴在我国分布最广、数量最多、应用最广。猴是杂食性动物,以素食为主。除树鼩、狒狒、獭猴等吃少量动物外,大多数灵长类动物都吃素食。猴和豚鼠是唯一的不能缺乏维生素 C 的动物,因为它们体内缺乏合成维生素 C 的酶,不能在体内合成维生素 C,所需维生素 C 必须来源于饲料。如缺乏维生素 C 则内脏发生肿大、出血和功能不全。猴具有发达的大脑,有大量的脑回和脑沟,因此聪明伶俐、动作敏捷,好奇心和模仿能力都很强,对周围发生的一切事情都感兴趣。猴的视觉较人类敏感,猴的视网膜具有黄斑,有中央凹,视网膜黄斑除有和人类相似的锥体细胞外,还有杆状细胞。猕猴为单子宫,有月经现象,月经周期平均为 28 天(变化范围为 21~35 天),月经期多为 2~3 天(变化范围为 1~5 天)。

主要特点	应用领域
猴可以感染人类所特有的各种传染病原,如脊髓灰质炎、肝炎、麻疹、B 病毒病、AIDS 等疾病的病原体;也对多种病原菌易感,如结核分枝杆菌、痢疾杆菌等。	适用于复制病毒性肝炎模型;在制造和鉴定脊髓灰质炎疫苗时,猕猴是唯一的实验动物;在肠道杆菌病和结核病研究中是良好的动物模型;适用于结核病、艾滋病、破伤风、麻疹、登革热等疾病的疫苗研究。
猴对麻醉药和毒品的依赖性表现与人类接近,戒断症状较明显,易于观察。	已成为新麻醉剂进入临床前的必须实验动物。
药物代谢与人类的近似性,猕猴达 71%,犬 19%,大鼠 14%。	是进行药物代谢研究和药物致畸实验的良好动物。
与人类生殖生理极为接近,月经周期约 28 天。	是人类避孕药研究极为理想的实验动物。可用于胆固醇型避孕剂、非类固醇型避孕剂和子宫内留置器研究。
猴的牙齿在大体结构和显微解剖方面及在发育的次序和数目方面与人类有一定的共同之处;磨齿的解剖形态与人类的相似,给致龋菌丛和致龋食物可产生与人类一样的龋损。	适用于口腔矫形学和口腔内科学研究;再植牙的效果观察、干槽症组织病理变化、各种治疗方法和治疗材料对组织的影响等;龋齿的病因、发病和治疗等方面的研究。
猴在正常代谢、血脂、动脉粥样硬化疾病的性质和部位、临床症状及药物的疗效方面都与人体相似。	用添加胆固醇的饲料饲喂猕猴可导致其发生严重而广泛的粥样硬化症,产生心肌梗死,可出现冠状动脉、脑动脉、肾动脉及股动脉粥样硬化,适用于这些类型疾病的研究。
猴的主要组织相容性抗原(RHLA)同人的 HLA 抗原相似,有高度的多态性,基因位点排列同人类有相似性。	是灵长类动物组织相容性复合体基因区域的主要研究对象,适合器官移植的研究。
气管腺数量比较多,三级支气管中部仍有腺体存在。	适用于慢性支气管炎动物模型及祛痰平喘药物的疗效方面的研究。
射线照射后症状明显。	适宜放射病研究。
呕吐反应敏感。	适宜观察导致呕吐作用的实验研究。
体内缺乏合成维生素 C 的酶。	适用于对维生素 C 的研究。

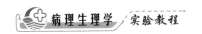

附表 1-7 小型猪的主要特点及其在医学中的应用

小型猪的生物学特性
小型猪性格温驯,易于调教,喜群居。嗅觉灵敏,有用吻突到处乱拱的习性。对外界温、湿度变化敏感,为杂食动物。小型猪性成熟时间:雌猪为 4~8 月龄,雄猪为 6~10 月龄,为全年性多发情动物,性周期 21±2.5 天(16~30 天),发情持续时间平均 2.4 天(1~4 天);排卵时间在发情开始后 25~35 小时,最适交配期在发情开始后 10~25 小时,妊娠期 114(109~120)天;产仔数 2~10 头。我国以特有小型猪资源为基础,进行闭锁繁育形成的封闭群体,具有体型小、遗传稳定等特点,与国外多品种杂交小型猪相比,具有明显优势。经过选育的小型猪品系各具特色,使我国小型猪品系呈现高水准、独特、多样、适应生命科学研究多种需求,为其研究提供比较完善的参照系统、丰富基因类型的格局。

常用国产小型猪品系
版纳微型猪近交系:云南农业大学以版纳微型猪为种源,在 20 世纪 70 年代末开始近交实验。至 2001 年,近交已顺利进入 19 世代,近交系数将高达 0.983,成功培育两个体型大小不同、基因型各异的近交系和 6 个家系,在不同的家系内又进一步分化出具有不同表型和遗传标记的 18 个亚系,始终处于国际领先地位。 　　五指山小型猪(WZSP)近交系:原种猪的 DNA 指纹图相似系数已达 0.698,在原近交的基础上又继续进行全同胞或亲子近交繁育,目前理论群体近交系数最高达 0.965 以上,而且遗传稳定,未发现有严重的遗传分离现象。已广泛应用于药学、比较医学、畜牧兽医学等生命科学领域,形成了其开发利用网络,产生了一定的经济效益和社会效益,引起国内外专家的关注。 　　甘肃蕨麻小型猪:甘肃蕨麻小型猪又称合作猪、山地猪,产于我国青藏高原,是典型的高原型小型猪种之一。由于长期生存在恶劣高寒气候(海拔 2000~3000m,最高气温 27.7℃,最低气温 -28℃,年平均温度 1℃~7℃,温差较大)和低劣的饲养条件下,具有许多适应高原环境的特点,长期以来自繁自养封闭繁殖,未受外来血缘的影响,形成一个稳定的小型原始地方猪种。 　　藏猪:藏猪产于我国青藏高原的广大地区,为典型的高原型猪种,体型较小。藏猪长期在高寒气候和低劣的饲养条件下,终年放牧形成了适应高原环境的特点。是在这一特定的生态条件下,经过自然选择和人工选择而形成的一个特有的高原小型猪种。 　　上海实验用小型猪:上海市农业科学院畜牧兽医研究所自 2000 年从广西引入 3 对猪种,进行闭锁繁育,保持较高的近交系数,目前保持有一定规模的核心群;开展相关研究工作,以该品种猪成纤维细胞为核供体细胞获得体细胞克隆猪。

主要特点	应用领域
猪的皮肤与人非常相似,包括体表被毛的疏密、表皮厚薄、表皮脂肪层、表皮形态学和增生动力学(猪 30 天、人 21 天)、烧伤皮肤的体液和代谢变化机制等。	是进行实验性烧伤研究的理想动物模型。
猪肿瘤的自然发生率较高,辛克莱小型猪(美洲)有 80% 可发生自发性皮肤黑色素瘤,其特点是发生于子宫内和产后自发的皮肤恶性黑色素瘤,有典型的皮肤退行性病变,与人黑色素瘤病变和传播方式完全相同,临床表现与人黑色素瘤从良性到恶性变化过程相似。	是研究人类黑色素瘤的良好模型。
母体的抗体通过初乳传给仔猪,初生仔猪体内 γ-球蛋白和其他免疫球蛋白含量极少。	适用于免疫学研究。

小型猪在老年病的冠状动脉病研究中特别有用,其冠状动脉循环在解剖学、血流动力学方面与人类很相似,幼猪和成年猪可以自然发生动脉粥样硬化,其粥变前期可与人相比,猪和人对高胆固醇饮食的反应是一样的。	适用于心血管疾病方面的研究。
乌克坦小型猪一次静脉注射水合阿脲就可以产生典型的糖尿病。	适用于糖尿病的研究。
心瓣膜可以移植于人体。	适用于修补人的心脏瓣膜缺损。
仔猪和幼猪的呼吸、泌尿、血液系统与人类新生儿相似,仔猪容易患营养不良症。	适用于婴儿食谱和营养学方面的研究。

附表 1-8 蛙及蟾蜍的主要特点及其在医学中的应用

名称	主要特点	应用领域
蛙	反射中枢位于脊髓,蛙的脊髓已经发展到合乎实验要求的阶段。	适用于神经反射弧实验。
	腓肠肌和坐骨神经容易获得与制作。	在局麻药和肌状药研究中,观察药物对外周神经、横纹肌及神经肌肉接头的作用。
	肠系膜、舌及后肢足蹼等部位组织较薄。	适用于微循环的观察、血管对药物反应的观察。
蟾蜍	心脏在离体情况下仍然可以有节奏地搏动很久。	适用于观察药物对心脏的作用。
	接受外科手术能力很强。	适用于截肢后的再生实验。
	卵较大。	适用于卵子发育的研究。
	腹直肌对乙酰胆碱高度敏感。	适用于乙酰胆碱测定实验。
	蝌蚪缺乏甲状腺素不能很快变成蛙,如果给适量的甲状腺素则可以很快变成蛙。	适用于观察形态和激素的关系。

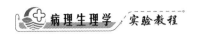

附录二　医学实验动物常用生理生化指标正常值范围

附表 2 - 1　小鼠常用正常生理生化指标

常规指标		血液指标		血清生化指标		血流动力学指标		
成年体重(g)	20~40(♂) 18~35(♀)	总血量 (ml/100g)	7.78(4.9~12.1)	血浆总蛋白(g/dl)	5.5(5.2~5.7)	心率(/min)	600(328~780)	
寿命(年)	2~4	红细胞(mm³)	9.3(7.7~12.5)×10⁶	白蛋白(g/dl)	3.2(2.8~3.9)	呼吸量(ml/次)	0.09~0.23	
体温(℃)	37~37.5	白细胞(mm³)	8.0(4.0~12.0)×10³	球蛋白(g/dl)	3.8(3.5~4.1)	呼吸频率(/min)	163(84~230)	
妊娠期(d)	19~21	嗜中性白细胞(%)	25.5(12~44)%	全血糖(mmol/L)	8.16~9.49	耗氧量(mm³/g)	1530 活体重	
性周期(d)	4~5	嗜酸性粒细胞(%)	2(0~5)%	尿素氮(mg/dl)	9.6~27.5	通气量(ml/min)	24(11~36)	
饮水要求量[ml/(只·d)]	4~7	嗜碱性粒细胞(%)	0.5(0~1)%	肌酸酐(mg/100ml)	0.23~0.7	潮气量(ml)	0.15(0.09~0.23)	
排尿量(ml/天)	1~3	单核细胞(%)	4(0~15)%	总胆红素(mg/100ml)	0.06~0.82	血红蛋白含量(g/100ml)	13.4(12.2~16.2)	
排便量(g/d)	1.4~2.8	淋巴细胞(%)	68(54~85)%	无机磷(mg/100ml)	6.0~10.2	血压(mmHg)	95~125/67~90	
性成熟(d)	60~90	血小板(×10³/μl)	600(100~1000)	钙(mg/100ml)	8.3~12.5	主动脉	收缩压(mmHg)	110.0(95.0~138.0)
哺乳期(d)	18~23	血浆 pH	7.2~7.4	钠(mmol/L)	115~191		舒张压(mmHg)	81.0(67.0~90.0)
染色体数	40			钾(mmol/L)	5.2~9.7		平均压(mmHg)	91.0
				氯(mmol/L)	8.5~114			
				碱性磷酸酶(IU/L)	45~199	血浆 CO₂(mol)	21.90	
				谷丙转氨酶(IU/L)	25~74	血浆 CO₂ 分压(mmHg)	39.99±5.40	
				血清胆固醇(mg/100ml)	97±11			

附表 2－2　大鼠常用正常生理生化指标

常规指标		血液指标		血清生化指标		血流动力学指标	
成年体重（g）	200～350（♂） 200～500（♀）	总血量 （ml/100g）	6.41（5.75～6.99）	血浆总蛋白（g/dl）	7.6（7.2～8.1）	心率（/min）	352（260～450）
寿命（年）	2～3	红细胞（mm³）	7.9（7.2～8.7）×10⁶	白蛋白（g/dl）	3.7（3.4～4.1）	呼吸量（ml/次）	0.60～1.25
体温（℃）	37.8～38.7	白细胞（mm³）	16.9（9.5～24.4）×10³	球蛋白（g/dl）	3.9（3.5～4.3）	呼吸频率（/min）	85（66～114）
妊娠期（d）	21～22	嗜中性白细胞（%）	46（36～52）%	全血糖（mmol/L）	5.05～6.88	耗氧量（mm³/g）	2000 活体重
性周期（d）	4～5	嗜酸性粒细胞（%）	2.2（0.0～4.6）%	尿素氮（mmol/L）	5.9（5.0～6.8）	通气量（ml/min）	73（50～101）
饮水要求量〔ml/（只·d）〕	24～35	嗜碱性粒细胞（%）	0.5（0.0～1.5）%	肌酐（mmol/L）	42.2（30.6～53.8）	潮气量（ml）	0.86（0.60～1.25）
排尿量（ml/d）	11～15	单核细胞（%）	2.3（0.0～5.0）%	总胆红素（μmol/L）	0.70（0.4～1.0）	血红蛋白含量（g/100ml）	14.8（12～17.5）
排便量（g/d）	9～15	淋巴细胞（%）	73（65～84）%	甘油三酯（mmol/L）	1.51±0.11	血压（mmHg）	100～130
性成熟（d）	60～90	血小板（×10³/μl）	877（787～967）	钙（mg/100ml）	10（9.4～10.7）	收缩压（mmHg）	98.0（82.0～120.0）
哺乳期（d）	18～23	血浆 pH	7.35（7.26～7.44）	钠（mmol/L）	343（330～359）	舒张压（mmHg）	76.0（60.0～90.0）
染色体数	40			钾（mmol/L）	23（20～26）	平均压（mmHg）	84.0
				氯（mmol/L）	382（365～408）		
				碱性磷酸酶（IU/L）	61（40～95）	心输出量（L/min）	0.047
				谷丙转氨酶（IU/L）	30～52	血浆 CO₂ 分压（mmHg）	32.6±0.8
				血清胆固醇（mg/100ml）	52±12		

注：血流动力学指标中"主动脉"为"收缩压、舒张压、平均压"的合并表头。

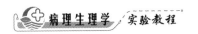

附表 2－3　豚鼠常用正常生理生化指标

常规指标		血液指标		血清生化指标		血流动力学指标		
成年体重(g)	500～750(♂) 400～700(♀)	总血量 (ml/100g)	6.41(5.75～6.99)	血浆总蛋白(g/dl)	7.4(7.1～7.7)	心率(/min)	280(200～360)	
寿命(年)	5～8	红细胞(mm³)	9.0(7.3～9.7)×10⁶	白蛋白(g/dl)	3.0(2.7～3.6)	呼吸量(ml/次)	0.60～1.25	
体温(℃)	37.8～39.5	白细胞(mm³)	13.1(8.6～18.7)×10³	球蛋白(g/dl)	4.0(3.3～5.0)	呼吸频率(/min)	90(69～104)	
妊娠期(d)	65～72	嗜中性白细胞(%)	24(9.1～34.8)%	全血糖(mmol/L)	5.27～8.38	耗氧量(mm³/g)	816 活体重	
性周期(d)	15～17	嗜酸性粒细胞(%)	2.2(0～6)%	尿素氮(mmol/L)	9.3(6.9～11.5)	通气量(ml/min)	160(100～380)	
饮水要求量〔ml/(只·天)〕	14～28	嗜碱性粒细胞(%)	0.5(0～1.7)%	血浆非蛋白氮(mg/100ml)	21.0～42.0	潮气量(ml)	1.8(1.0～3.9)	
排尿量(ml/d)	15～75	单核细胞(%)	2.5(0～5.3)%	肌酸酐(mg/100ml)	0.6～2.2	血红蛋白含量(g/100ml)	13.4±12	
排便量(g/d)	21.2～85.0	淋巴细胞(%)	73(65.2～84.6)%	无机磷(mg/100ml)	4.6～5.1	血压(mmHg)	80～94/55～58	
性成熟(d)	150～180	血小板(×10³/μl)	838(788～969)	钙(mg/100ml)	10(9.5～10.9)	主动脉	收缩压(mmHg)	89.0(80.0～94.0)
哺乳期(d)	14～21	血浆 pH	7.45(7.28～7.54)	钠(mmol/L)	346(331～360)		舒张压(mmHg)	56.0(55.0～58.0)
染色体数	64			钾(mmol/L)	24(21～27)		平均压(mmHg)	67.0
				氯(mmol/L)	384(366～409)			
				碱性磷酸酶(IU/L)	62(41～96)			
				谷丙转氨酶(IU/L)	30～53			
				血清胆固醇(mg/100ml)	32±5			

附表 2－4 家兔常用正常生理生化指标

常规指标		血液指标		血清生化指标		血流动力学指标		
成年体重（kg）	2.5~3.0（♂） 2.0~2.5（♀）	总血量（ml/100g）	5.73(4.78~6.95)	血浆总蛋白（g/dl）	6.9(6.0~8.3)	心率（/min）	205(123~304)	
寿命（年）	7~15	红细胞（mm³）	5.7(4.5~7.0)×10⁶	白蛋白（g/dl）	3.39(2.24~4.05)	循环血量（ml/kg）	59±2.3	
体温（℃）	38.5~39.7	白细胞（mm³）	9.0(5.5~12.5)×10³	球蛋白（g/dl）	3.5(1.75~5.9)	呼吸频率（/min）	51(38~60)	
妊娠期（d）	30~35	嗜中性白细胞（%）	46.0(38.0~54.0)	全血糖（mmol/L）	6.21~8.66	耗氧量（mm³/g）	640~850活体重	
性周期（d）	8~15	嗜酸性粒细胞（%）	2.0(0.5~3.5)	尿素氮（mmol/L）	19.2(13.1~29.5)	通气量（ml/min）	1070(800~1140)	
饮水要求量〔ml/（只·d）〕	60~140	嗜碱性粒细胞（%）	5.0(2.5~7.5)	血浆非蛋白氮(mg/100ml)	40.0(28.0~51.0)	潮气量（ml）	21.0(19.3~24.6)	
排尿量（ml/天）	40~100/kg	单核细胞（%）	8.0(4.0~12.0)	无机磷（mg/100ml）	4.5	血红蛋白含量(g/100ml)	11.9(8.0~15.0)	
排便量（g/d）	14.2~56.7	淋巴细胞（%）	39.0(28.0~50.0)	钙（mg/100ml）	14.0(11.0~16.0)	血压（mmHg）	80~130	
性成熟（d）	180	血小板（×10³/μl）	480.0(304.0~656.0)	钠（mmol/L）	363(350~375)	主动脉	收缩压（mmHg）	110.0(95.0~130.0)
哺乳期（d）	40~45	血浆 pH	7.58	钾（mmol/L）	16(11~20)		舒张压（mmHg）	80.0(60.0~90.0)
染色体数	44			氯（mmol/L）	365(333~402)		平均压（mmHg）	90.0
				碱性磷酸酶（IU/L）	10.4(4.1~16.2)			
				谷丙转氨酶（IU/L）	65.7(48.5~78.9)			
				血清胆固醇（mg/100ml）	45±18			

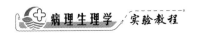 病理生理学 实验教程

附表 2-5　犬常用正常生理生化指标

常规指标		血液指标		血清生化指标		血流动力学指标		
成年体重(kg)	13~18(♂) 12~16(♀)	总血量(ml/100g)	9.41(7.65~10.7)	血浆总蛋白(g/dl)	7.1(6.3~8.1)	心率(/min)	80~120	
寿命(年)	10~20	红细胞(mm³)	6.8(5.5~8.5)×10⁶	白蛋白(g/dl)	4.0(3.4~4.5)	心输出量(L/min)	2.03(2.0~2.06)	
体温(℃)	38.5~39.5	白细胞(mm³)	14.79±3.48×10³	球蛋白(g/dl)	3.0(2.0~3.7)	呼吸频率(/min)	18(15~30)	
妊娠期(d)	58~63	嗜中性白细胞(%)	68.0(62.0~80.0)	全血糖(mmol/L)	4.33~6.11	耗氧量(mm³/g)	580活体重	
性周期(d)	126~240	嗜酸性粒细胞(%)	5.1(2.0~14.0)	尿素氮(mmol/L)	30.0(15.0~44.0)	通气量(ml/min)	5.21(3.3~7.4)	
饮水要求量〔ml/(只·d)〕	25~35	嗜碱性粒细胞(%)	0.7(0~2.0)	血浆非蛋白氮(mg/100ml)	30(20~40)	潮气量(ml)	320.0(251.0~432.0)	
排尿量(ml/天)	65~400	单核细胞(%)	5.2(3.0~9.0)	无机磷(mg/100ml)	3.2	血红蛋白含量(g/100ml)	14.8(11.0~18.0)	
排便量(g/d)	113~340	淋巴细胞(%)	21.0(10.0~28.0)	钙(mg/100ml)	11.0(9.5~12.0)	血压(mmHg)	120~160	
性成熟(月)	8~12	血小板(×10³/μl)	280.0~402.0	钠(mmol/L)	360(340~380)	主动脉	收缩压(mmHg)	120.0(95.0~137.0)
哺乳期(d)	50~60	血浆pH	7.36(7.31~7.42)	钾(mmol/L)	18(15~19)		舒张压(mmHg)	60.0(48.0~72.0)
染色体数	78			氯(mmol/L)	394(372~408)			
				碱性磷酸酶(IU/L)	17.0(14.0~28.0)		平均压(mmHg)	81.0
				谷丙转氨酶(IU/L)	25.0(12.0~38.0)			
				血清胆固醇(mg/100ml)	175±36			

附表 2-6　猴常用正常生理生化指标

常规指标		血液指标		血清生化指标		血流动力学指标	
成年体重（kg）	4.5~5.5（♂） 4.0~5.0（♀）	总血量（ml/100g）	5.41（4.43~6.66）	血浆总蛋白（g/dl）	7.3（7.2~7.5）	心率（/min）	140.0~200.0
寿命（年）	15~25	红细胞（mm³）	5.2（3.6~6.8）×10⁶	白蛋白（g/dl）	3.6（3.4~4.0）	心输出量（L/min）	2.03（2.0~2.06）
体温（℃）	38.3~38.9	白细胞（mm³）	10.1（5.5~12.0）×10³	球蛋白（g/dl）	4.0（3.8~5.1）	呼吸频率（/min）	40（31.0~52.0）
妊娠期（d）	156~180	嗜中性白细胞（%）	30.0（21.0~47.0）	无机磷（mg/100ml）	3.6	耗氧量〔ml/（g.h）〕	0.76~0.83
雌猴月经周期（d）	28	嗜酸性粒细胞（%）	3.0（0~6.0）	钙（mg/100ml）	10.8（9.9~11.9）	通气量（ml/min）	0.86（0.31~1.41）
雌猴月经期（d）	2~3	嗜碱性粒细胞（%）	0.9（0~2.0）	钠（mmol/L）	155.0（149.0~162.0）	潮气量（ml）	21.0（9.8~29.0）
饮水要求量〔ml/（只·d）〕	200~950	单核细胞（%）	0.6（0.1~1.5）	钾（mmol/L）	5.3~6.1	血红蛋白含量（g/100ml）	30.0
排尿量（ml/d）	110~550	淋巴细胞（%）	53.0（47.0~65.0）	氯（mg/L）	115（101~127）		
排便量（g/d）	110~300	血小板（×10³/μl）	290.0~480.0	尿素氮（mg/100ml）	13.0（11.9~14.1）	主动脉 收缩压（mmHg）	150.0（126.0~176.0）
性成熟（年）	3.5~4.5			总胆红素（mg/100ml）	0.38（0.1~0.76）	主动脉 舒张压（mmHg）	98.0（92.0~109.0）
哺乳期（月）	7~14			碱性磷酸酶（IU/L）	17.3（7.5~30.0）	主动脉 平均压（mmHg）	120.0
染色体数	42			谷丙转氨酶（IU/L）	33.0（23.0~45.0）		
				血清胆固醇（mg/100ml）	139±22		

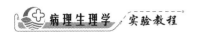

附表 2 – 7　人类和实验动物正常心电图参考值

参数	人	猴	犬	猫	家兔	豚鼠	大鼠	小鼠
P(s)	<0.11	0.03~0.05	0.054~0.070	0.025~0.035	0.053	0.015~0.028	0.011~0.019	0.017~0.027
P(mv)	<0.25	0.120	0.20~0.32	—	—	—	—	0.039~0.085
QRS(s)	0.06~0.10	0.03~0.08	0.032~0.036	0.021~0.039	0.042	0.033~0.048	0.013~0.017	0.009~0.012
QRS(mV)	—	0.21~0.91						
T(s)	—	0.023~0.051	0.108~0.148	—	0.065	0.035~0.060	0.050~0.076	—
T(mv)	—	—	0.28~0.92	—	—	—	—	—
R(mv)	—	—	3.00~4.32	—	—	—	—	0.379~0.675
S(mV)	0.8	—	0.72~1.88	—	—	—	—	—
R – R(s)	0.6~1.2	—	0.37~0.57	0.31~0.45		0.048~0.060	—	—
P – Q(s)	—	0.06~0.08	0.09~0.11	—	—	0.044~0.068	—	0.036~0.046
Q – T(s)	0.32~0.44	0.13~0.15	0.17~0.21	0.14~0.20	0.140	0.106~0.144	0.065~0.092	0.042~0.048
P – R(S)	0.12~0.20	0.062~0.106	0.08~0.12	0.07~0.09	0.063	0.044~0.68	0.042~0.056	—

附表 2 – 8　实验动物主要脏器平均重量

种类	平均体重	肝脏(%)	心脏(%)	肺(%)	脾脏(%)	脑(%)	甲状腺(%)
猴♂ ♀	3.3kg 3.6kg	2.66 3.19	0.34 0.29	0.53 0.79	0.29	2.78 2.57	0.001
犬	13kg	2.94	0.85	0.94	0.54	0.59	0.02
猫	3.3kg	3.59	0.45	1.04	0.29	0.77	0.01
家兔♂ ♀	2900g 2975g	2.09 2.52	0.27 0.29	0.60 0.43	0.31 0.30	0.39 0.35	0.0310 0.0202
豚鼠	361.5g	4.48	0.37	0.67	0.15	0.92	0.0161
大鼠	210g~300g	4.07	0.38	0.79	0.43	0.29	0.0097
小鼠	29g	5.18	0.5	0.74	0.38	1.42	0.01

附表 2－9　实验动物的椎骨数、胸骨节和肋骨数

类别	椎骨数					胸骨数	肋骨			
	颈椎	胸椎	腰椎	荐椎	尾椎		肋骨数	真肋	假肋	浮肋
家兔	7	12	7	4～5	15～18	6 块	12(13)对	第 1～7 对	第 8～12 对	第 10～12(13)对
犬	7	13	6～8	3	16～23	8 块	13 对	第 1～9 对	第 10～12 对	第 13 对
猫	7	13	7	1	21	8 块	13 对	第 1～9 对	第 10～12 对	第 13 对
豚鼠	7	13	6	4	7	6 节	13(14)对	第 1～6 对	第 7～9 对	第 10～12(13)对
大鼠	7	13	6	4	27～32	6 节	13 对	第 1～7 对	第 8～18 对	
小鼠	7	13	5～6	4	27～32		12～14 对	第 1～7 对	第 8～14 对	

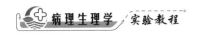

附录三　实验动物常用麻醉剂给药途径、参考剂量及特点

附表 3-1　实验动物常用麻醉剂给药途径、参考剂量及特点

药品类型		药品及浓度	动物种类	给药途径及剂量(mg/kg)	持续时间(h)	特点
全身麻醉剂	挥发性麻醉剂	乙醚	各类动物	呼吸吸入	较短	乙醚刺激呼吸道产生分泌物,易造成呼吸阻塞,在麻醉前需吗啡和阿托品预先基础麻醉减少分泌物。
	非挥发性麻醉剂	氨基甲酸乙酯(乌拉坦)20%~25%	大鼠、小鼠、豚鼠家兔、犬、猫、蛙、鸟	ip:1000 ip、iv:1000 皮下淋巴囊:2000 im:1250	2~4	易溶于水、毒性小、作用温和、对脏器功能影响较小、使用广泛。
		水合氯醛5%	大鼠、小鼠、豚鼠家兔、犬、猫	ip:400; ip:150;iv:100	较长	麻醉较浅、持续时间长,对家兔的肌肉松弛效果不好。
		苯巴比妥钠10%	家兔、犬、猫	ip:100~150; iv:80~100	24~72	麻醉不稳定、诱导期较长、深度不易控制,过量可用苯丙胺、四氯五甲烷解救。
		戊巴比妥钠3%	大鼠、小鼠、豚鼠家兔、犬、猫、鸟	ip:40; ip:35;iv:30; im:50~100	2~4	麻醉较平稳,但个体间差异较大,过量时可用咖啡因及苯丙胺解救。
		硫喷妥钠2.5%	犬、猫、家兔	iv:20~25 iv:10~20	0.5~1.5	用前配制、麻醉力最强、对呼吸有一定抑制作用,应缓慢静脉注射,不易做腹腔及皮下和肌内注射
局部麻醉剂	浸润麻醉剂	盐酸普鲁卡因0.25%~1%	各类动物	皮下注射	较短	此药毒性小、见效快,每次注射时,必须先抽注射器,以免将麻醉药注入血管内引起中毒反应。为了增加麻醉效果,可在麻药中加入少量0.1%肾上腺素。

注:ip 为腹腔注射;iv 为静脉注射;im 为肌内注射。

附录四　常用实验动物与人体表面积的计算方法及对照表

体表面积计算公式：

$$体表面积(m^2) = K \times 体重(g)^{2/3} \div 1000$$

K 为常数，随物种不同而不同。小鼠和大鼠 9.1、豚鼠 9.8、家兔 10.1、犬 11.2、猴 11.8、人 10.6。

附表 4 - 1　常用实验动物与人体表面积对照表

名称	小鼠 (20g)	大鼠 (200g)	豚鼠 (400g)	兔 (1.5kg)	猫 (2kg)	犬 (12kg)	猴 (4kg)	人 (70kg)
小鼠(20g)	1.0	7.0	12.25	27.8	29.7	124.2	64.1	387.9
大鼠(200g)	0.14	1.0	1.74	3.9	4.2	17.3	9.2	56.0
豚鼠(400g)	0.08	0.57	1.0	2.25	2.4	10.2	5.2	31.5
兔(1.5kg)	0.04	0.25	0.44	1.0	1.08	4.5	2.4	14.2
猫(2kg)	0.03	0.23	0.41	0.92	1.0	4.1	2.2	13.0
犬(12kg)	0.008	0.06	0.10	0.22	0.24	1.0	0.52	3.1
猴(4kg)	0.016	0.11	0.19	0.42	0.45	1.9	1.0	6.1
人(70kg)	0.0026	0.018	0.031	0.07	0.076	0.32	0.16	1.0

查表方法（剂量换算用）：如人剂量为 100mg/kg，70kg 的人剂量为 70 × 100mg = 7000mg，查上表 1.5kg 兔与 70kg 人相交处为 0.07，则兔（1.5kg）的剂量 = 7000mg × 0.07 = 490mg。

（张梦洁）